• 어른을 위한 취미 교실 • 시니어 퀴즈북

뇌가 젊어지는
문해력 퀴즈

HRS 학습센터 지음

GBB

나이 들수록 문해력 훈련이 필요한 이유

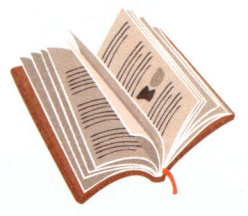

　일상생활에서 글을 읽거나 대화할 때 어려움을 겪은 적이 있나요? 모르는 단어, 낯선 표현, 숨어 있는 뉘앙스와 의도를 파악하지 못해 오해했던 적이 있나요? 그런 일들이 잦아지면 소통에 문제가 생겨 인간관계가 어려워질 수 있습니다. 자신만의 생각을 주장하게 되어 새로운 생각과 변화를 거부하며 스스로 고립될 수도 있습니다.

　연구결과에 따르면 사회적 교류가 많을수록 뇌의 인지력 기능이 젊어진다고 합니다. 뇌를 젊게 유지하려면 다른 사람과 대화하면서 이해하는 공감력이 필요한데, 이런 공감력을 키우는 바탕이 바로 '문해력'입니다.

　문해력은 단순히 글을 읽고 쓰는 능력이 아닙니다. 어휘나 문장의 맥락을 정확히 이해하는 능력입니다. 문해력을 키우기 위해서는 한자 어휘, 신조어, 함축적 표현, 관용어, 이미지를 이해하고 사용하는 훈련이 필요합니다.

　《뇌가 젊어지는 문해력 퀴즈》는 어른이라면 반드시 알고 있어야 할 중요하고 의미 있는 어휘와 표현들을 퀴즈 형식으로 구성한 책입니다. 이 책으로 문해력을 키워 사람과 세상을 이해하는 폭을 넓히고 젊은 뇌로 가꾸길 바랍니다.

HRS 학습센터

《뇌가 젊어지는 문해력 퀴즈》만의 특징

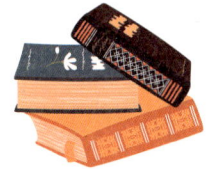

☑ 다양한 의미로 쓰이는 단어와 어휘를 실었습니다.

☑ 매체에서 자주 쓰는 단어와 표현을 실어 세상을 이해하는 폭을 넓게 했습니다.

☑ 자신의 생각을 명확하고 품격 있는 말로 표현할 수 있게 했습니다.

☑ 사자성어와 속담, 수수께끼로 함축적 표현법을 익히고
　연상력과 추리력을 높이도록 했습니다.

☑ 틀리기 쉬운 맞춤법을 바르게 알고, 어려운 문서의 용어를
　쉬운 말로 바꿔 쓰는 훈련을 할 수 있게 구성했습니다.

☑ 표지판, 수어, 이모티콘, 지도 기호 같은 시각적 기호를 쉬운 말로
　표현할 수 있게 구성했습니다.

☑ 미로 찾기, 틀린 그림 찾기, 끝말잇기 등을 부록으로 실어
　관찰력, 집중력, 인지력에 도움이 되도록 했습니다.

× × ×

말을 많이 한다는 것과
잘한다는 것은 별개의 문제다.

- 소포클레스 고대 그리스 아테네의 시인

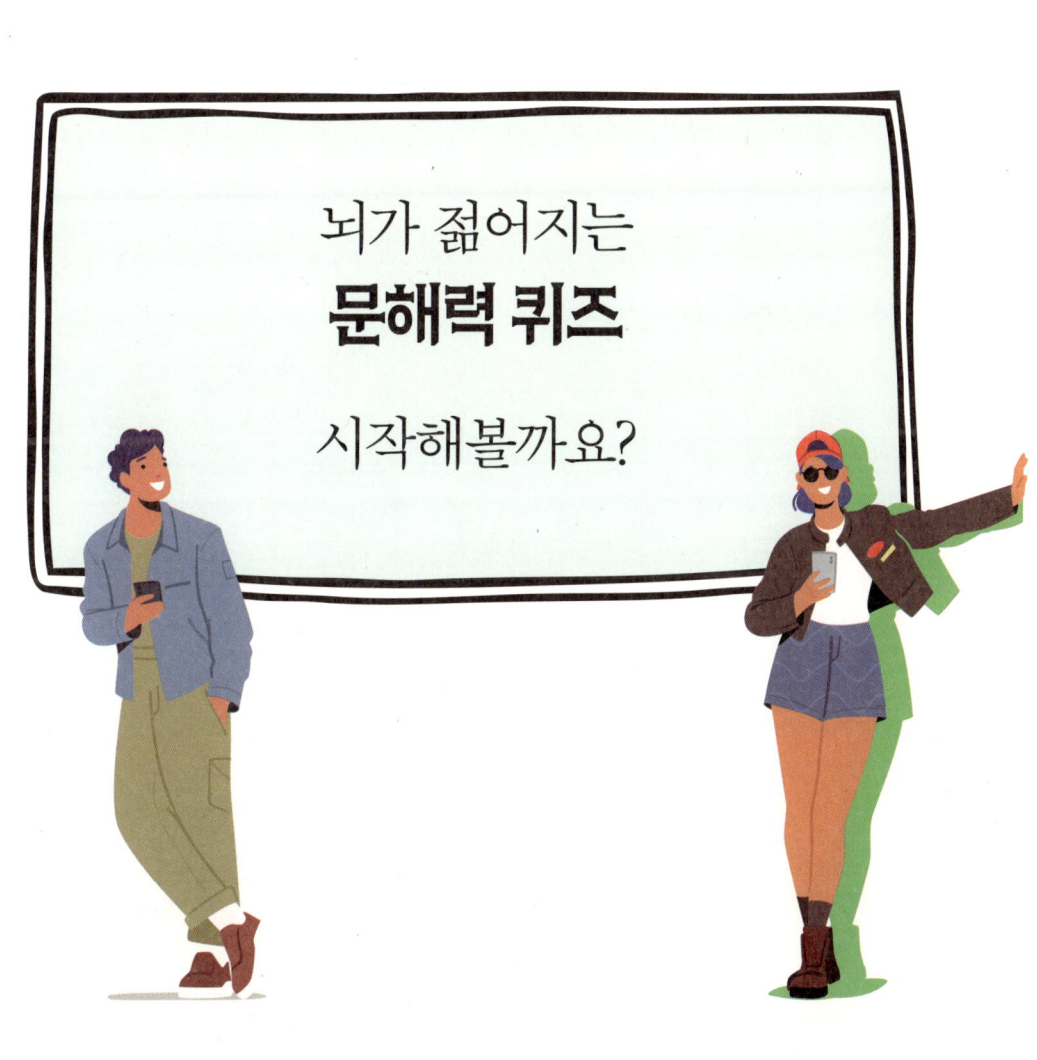

01 어휘력 기본 테스트

얼마나 많은 어휘를 알고 있나요?
보기처럼 앞 글자로 시작하는 낱말을 생각나는 대로 적어보세요.

| 가 | 난 | | | | 가 | 물 | 치 | | | 가 | 까 | 스 | 로 |

1) '나'로 시작하는 낱말을 적어보세요.

| 나 | |

| 나 | | |

| 나 | | | |

| 나 | |

| 나 | | |

| 나 | | | |

2) '다'로 시작하는 낱말을 적어보세요.

| 다 | |

| 다 | | |

| 다 | | | |

| 다 | |

| 다 | | |

| 다 | | | |

02 알고 있는 어휘로 끝말잇기

낱말의 끝말이 다음 낱말의 첫 글자가 되도록 꼬리에 꼬리를 이어 적어보세요.

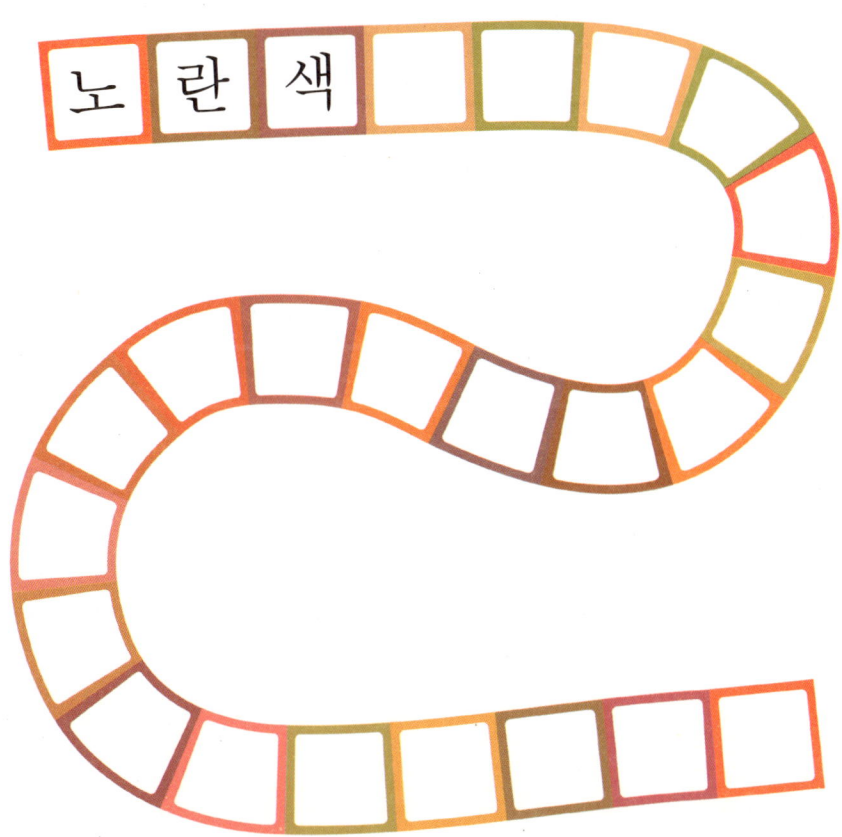

03 좋은 어휘로 풍미를 더하기

보기에서 알맞은 말을 골라 아래의 문장을 멋지게 완성해보세요.

> 갓   풍미   누린내   구들구들   먹방

1) 고기의 (   )를 없애려면 마늘을 한 줌 넣어야 한다.

2) 참숯과 볏짚으로 초벌구이를 하니 (   )가 더해졌다.

3) 밥알이 (   ) 말라버려 먹을 수가 없다.

4) 뜨끈한 밥 한 공기에 (   ) 담근 김장김치를 얹어먹으니 세상 안 부럽구나.

5) 음식을 푸짐하게 먹는 (   )을 볼 때마다 나도 모르게 입안에 군침이 돈다.

쉬었다   싱겁다   토렴   소식좌   달고나

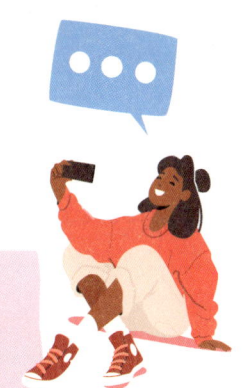

6) 오징어조림이 짜지 않고 (   ).

7) 며칠 전에 무친 음식이 (   ).

8) 예전에는 과하게 먹는 '대식좌'가 대세였는데, 지금은 적게 먹는
   (   )가 뜨고 있다.

9) 유명한 국밥집에서는 밥에 뜨거운 국물을 부었다 따랐다 하며
   (   )을 한다. 그것이 3대째 이어온 국밥집의 비법이다.

10) 국민 간식 (   )가 〈오징어게임〉으로 요즘 인기를 크게 얻고 있다.

04 어렵지만 알아두면 좋은 낱말들

낱말이 어떤 뜻을 지니고 있는지 알면 글을 읽거나 쓸 때, 대화할 때 큰 도움이 됩니다.
다음 낱말의 알맞은 뜻을 찾아 선으로 이어보세요.

귀밝이술 •	• 한의학 용어로 몸 안에 고인 탁한 핏덩이
구절판 •	• 음력 정월 대보름날에 마시면 한 해 동안 좋은 소식을 듣게 되는 술
어혈 •	• '개인의 감성'을 줄인 말
해독 •	• 몸속의 독성 물질을 없애는 것
먹방 •	• 채소와 고기류 등의 음식을 밀전병에 싸서 먹는 한국의 고유 음식
갬성 •	• '먹는다'는 뜻의 '먹'과 '방송'의 '방'이 합쳐진 말

주발 •	• 가정에서 끼니마다 직접 만들어 먹는 음식
칼로리 •	• 식품의 영양가를 열량으로 환산할 때 나타내는 단위로 Cal, Kcal를 쓴다
슬로푸드 •	• 놋쇠로 만든 밥그릇
곤로 •	• 가스레인지가 없던 시절에 주방에서 사용하던 기구
집밥 •	• 천천히 시간을 들여서 만든 음식
혼술 •	• 'retrospect(레트로스펙트)'의 줄임말로 옛것을 그리워하고 따라한다는 뜻
레트로 •	• 혼자서 마시는 술

05 색깔을 다른 어휘로 표현하기

우리말에는 색깔을 다양하게 표현하는 낱말들이 있습니다.
'빨강'을 '붉다', '불그스름하다'로 바꿔 쓸 수 있는 것처럼,
'검정'을 달리 표현하는 낱말을 네모 안에 써보세요.

06 한 단어 속에 담긴 다채로운 뜻

1) 우리말에는 한 낱말이 여러 뜻으로 사용되는 경우가 있습니다.
보기의 '얼굴'도 그런 낱말입니다. '얼굴'이 문장에서 어떤 뜻으로 쓰였는지 알맞은 설명에 V표 하세요.

> 동생이 전화를 받고 신이 난 얼굴로 나갔어.

☐ 눈, 코, 입이 있는 머리의 앞면
☐ 어떤 심리 상태가 나타난 형색
☐ 주위에 잘 알려져서 얻은 평판이나 체면

2) '입맛'이란 낱말도 문장에서 여러 뜻으로 쓰입니다.
보기에서 사용된 '입맛'의 의미가 다르게 쓰인 것에 V표를 하세요.

> 그녀는 입맛이 까다로워서 그 선물을 좋아하지 않을 거야.

☐ 국이 짜지도 맵지도 않아 내 입맛에 잘 맞는걸.
☐ 내 입맛에 딱 맞는 일자리를 찾기가 어렵다.
☐ 세상일이 어디 네 입맛대로 다 되겠니?

07 더 넓은 개념의 낱말 찾기

보기처럼 왼쪽에 있는 낱말이 오른쪽 낱말들의 뜻을 포괄하는 것을 찾아 V표를 하세요.

동물 : 호랑이, 고양이, 토끼, 돼지

☐ 가구 : 콘솔, 수납장, 프라이팬, 냉장고

☐ 감염병 : 독감, 식중독, 암, 코로나19

☐ 서적 : 소설책, 잡지책, 요리책, 참고서

☐ 매스미디어 : 신문, 라디오, 텔레비전, 책가방

08 다채롭게 쓰는 말

1) 다음 문장을 읽고 밑줄 친 낱말의 뜻과 다른 것을 찾아 V표를 하세요.

> 산은 평지보다 기온이 낮기 때문에 기온변화가 <u>급격하다</u>.

☐ 심하다   ☐ 빠르다   ☐ 완만하다   ☐ 가파르다

2) '배다'가 문장에서 어떤 뜻으로 쓰였는지 알맞은 설명을 찾아 선으로 이어보세요.

그의 얼굴에 장난기가 <u>배어</u> 있었다.	스며들어 있다.
어찌나 입이 거친지 입에 욕이 <u>배었군</u>.	냄새가 스며들어 오래도록 남아 있다.
퀴퀴한 담배 냄새가 옷에 <u>배어</u> 얼른 옷을 갈아입었다.	버릇이 되어 익숙해지다.
조선시대의 생활상을 한눈에 볼 수 있는 기념관에는 조상의 지혜와 얼이 <u>배어</u> 있다.	느낌, 생각 따위가 깊이 느껴지거나 오래 남아 있다.

09 반대말 찾기

1) 다음 문장을 읽고 밑줄 친 낱말의 뜻과 반대되는 것에 V표 하세요.

> 두 집안은 대대로 불구대천의 원수였지만,
> 후대의 사람들은 서로 사랑으로 <u>포용</u>했다.

☐ 수용　　☐ 용서　　☐ 증오　　☐ 이해

2) 다음은 두 개의 낱말로 이루어진 묶음입니다.
　이중에서 반대말로 이루어진 묶음이 아닌 것에 V표 하세요.

☐ 뭉치다 — 갈라지다　　☐ 적다 — 작다
☐ 굵다 — 얇다　　　　　☐ 가당찮다 — 가당하다
☐ 가볍다 — 무겁다

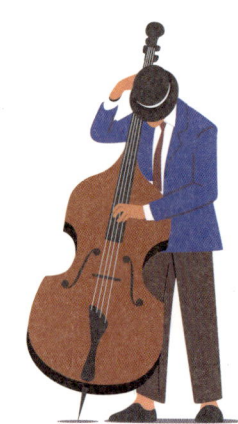

10 우리말 바로쓰기

1) 다음 문장을 읽고 ( )에 들어갈 낱말에 V표 하세요.

> 성공한 사람들에게는 공통점이 있다.
> 1분 1초도 ( ) 쓰지 않는다는 것이다.

☐ 허트로   ☐ 허투루   ☐ 허트루   ☐ 허투리

2) 우리말에는 물건의 개수를 세는 다양한 고유어가 있습니다. 물건의 개수를 세는 말 중에서 틀린 것을 찾아 적어보세요.

> 낙지 한 코   마늘 세 접   오징어 네 축
> 고등어 두 개   운동화 한 켤레

_____

11 딱 맞는 낱말로 명료한 문장 만들기

빈칸에 들어갈 낱말을 보기에서 골라 문장을 완성하세요.

등재   등용

세계적으로 권위 있는 학술지에 그의 논문이 □□ 되었다.

초월   초과

문학작품은 시간을 □□ 하여 변함없는 가치를 지닌다.

발전   발달

계속 닦아온 친구의 음악 실력이 눈에 띄게 □□ 했다.

담담   담대

그는 죽음도 두려워하지 않았던 □□ 한 사람이었다.

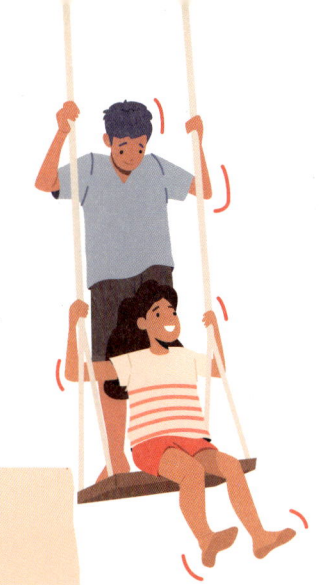

복사　필사

나는 명문장을 □□ 하는 것으로 아침을 시작한다.

개발　계발

새해를 맞아 외국어 능력을 □□ 하기로 마음먹었다.

언사　언어
축적　축출

한 집단이 오랫동안 사용해온 □□ 에는

헤아릴 수 없이 많은 경험들이 □□ 되어 있다.

19

12 낱말 뜻 이해력 테스트

학생이 낱말의 뜻을 다음과 같이 적어 제출했습니다.
다음 중 정확하게 쓴 낱말의 뜻에 V표 하세요.

낱말	뜻	
대관절	큰 관절	☐
을씨년스럽다	몹시 스산하고 쓸쓸하다	☐
개편하다	정말 편하다	☐
오금을 펴다	손가락을 펴다	☐
샘님	'선생님'의 줄임말	☐
심심하게 사과하다	지루하게 사과하다	☐
일탈	'일상탈출'의 줄임말	☐

13 긴 말보다 촌철살인의 어휘로!

1) 한자성어는 4개의 한자로 교훈과 지혜를 주는 요긴한 글자입니다.
   다음 글을 읽고 어떤 한자성어로 표현할 수 있는지 찾아 V표 하세요.

> 규칙적으로 운동하면 좋은 점이 많다.
> 몸도 건강해지고, 스트레스를 해소하는 데 큰 도움이 되기 때문이다.

☐ 유일무이(唯一無二)　　☐ 군계일학(群鷄一鶴)
☐ 조삼모사(朝三暮四)　　☐ 일석이조(一石二鳥)

2) 밑줄 친 글을 한자성어로 표현할 경우 맞는 것에 V표 하세요.

> 형사는 사건이 발생하면 현장으로 출동해 증거를 찾고
> 범인의 신원을 파악해 검거한다. 만약 범인이 <u>행방을 감춰 전혀 찾지 못하는 경우</u>에는 공개수사로 전환하기도 한다.

☐ 사필귀정(事必歸正)　　☐ 오리무중(五里霧中)
☐ 십중팔구(十中八九)　　☐ 과유불급(過猶不及)

14 웃으면서 핵심을 찌르는 속담

1) 우리나라 속담은 비유와 상징을 통해 풍자와 교훈을 전해줍니다.
다음 글을 읽고 적절한 낱말을 넣어 똑같은 뜻의 속담을 완성해보세요.

> 모든 일은 원인에 따라 거기에 걸맞은 결과가 나타난다.

(   ) 심은 데 (   ) 난다.

> 남의 일에 쓸데없이 간섭하지 않고 이익이나 챙긴다.

(   )이나 보고 (   )이나 먹는다.

2) 다음 글이 어떤 속담을 뜻하는지 문항에서 찾아 V표 하세요.

> 개가 뼈다귀 먹는 꼴이 미워서 뼈 없는 낙지를 산다는 말로,
> 자기가 미워하는 자에게는 그 자가 좋아할 일은 하지 않는다는 뜻

☐ 개 뼈다귀 미워 낙지 산다.　　☐ 개 꼬리 미워 낙지 산다.
☐ 개 꼬라지 미워 낙지 산다.　　☐ 개 발톱 미워 낙지 산다.

15 표정을 보고 글로 표현하기

사람들과 SNS로 대화할 때 감정 이모티콘을 자주 씁니다.
다음 이모티콘을 보고 어떤 감정을 표현하고 있는지 자유롭게 적어보세요.

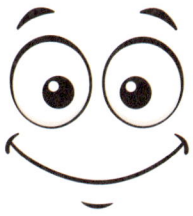 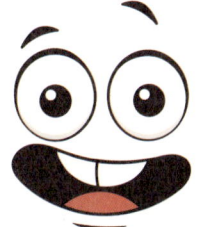 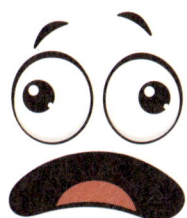

_____ _____ _____

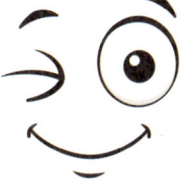 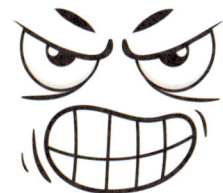 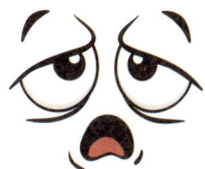

_____ _____ _____

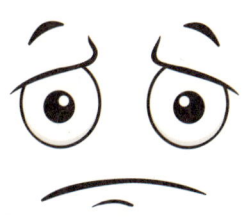 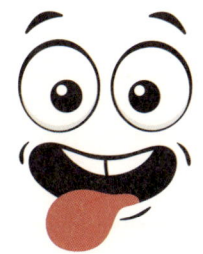 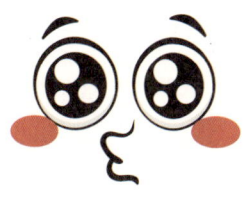

_____ _____ _____

16 연상력을 키우는 퀴즈

다음 문장을 순서대로 읽으며 어떤 낱말을 뜻하는지 빈칸에 적어보세요.

옆에 있으면 따뜻해요.
몸에 구멍이 있지요.
처음에는 검은색이었다가 희게 바뀌어요.
추억의 물건이에요.

| | 탄 |

삶아 먹어도 조려 먹어도 맛있어요.
강원도를 대표하는 식재료예요.
고속도로 휴게소에서 간식으로 팔기도 해요.
함부로 다루기 어려운 미묘한 문제를 '뜨거운 ○○'라고 해요.

| | 자 |

다른 나라에서는 잘 먹지 않아요.
다리가 10개예요.
타우린이 많아 피로회복에 도움이 돼요.
예전에는 영화볼 때 필수 간식이었어요.

| 오 | | |

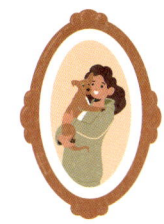

빨간색 제품이 대표적이에요.
첫 월급을 타면 부모님에게 이것을 많이 선물했어요.
겨울철 난방비를 아끼기 위해서도 꼭 필요해요.
최근에는 기능성을 가진 것이 인기예요.

| 내 | |

조선시대 인물이에요.
유명한 일기를 남겼어요.
광화문에서도 만날 수 있어요.
원균과 라이벌이었어요.

| 이 | | |

독일의 작가이자 시인이에요.
노벨 문학상을 받았어요.
시계공장에서 견습생으로 일하기도 했어요.
'새는 알을 깨고 나온다. 알은 세계다.'라는 문장을 남겼어요.

| 헤 | | | |

17 사고력을 키우는 수수께끼

수수께끼는 어휘력뿐만 아니라 추리력, 상상력을 키워줍니다.
다음 수수께끼 문제를 읽고 빈칸에 글을 넣어 답을 완성해보세요.

가는 몸에 귀만 하나 있는 것은?

| 바 | |

가을 들판에서 팔 들고 벌 서고 있는 것은?

| | | 비 |

세상에서 가장 아름다운 개는?

| 무 | | |

작은 것은 잘 볼 수 있지만, 큰 것은 잘 보지 못하는 것은?

| 현 | | |

비가 오나 눈이 오나 빨간 옷을 입고 길에 서 있는 것은?

| 우 | | |

혼자서는 일을 못하고 짝이 있어야만 일을 하는 것은?

| 젓 | | |

거꾸로 키가 자라는 것은?

| | | 름 |

초는 초인데 불을 밝힐 수 없는 초는?

| 식 | |

팽이는 팽이인데 빙글빙글 돌지 못하는 팽이는?

| 달 | | |

쓰기는 하지만 입지는 못하는 것은?

| 모 | |

앞으로 나가면 지고 뒤로 물러나면 이기는 것은?

| 줄 | | |

18 성분표 이해하기

다음은 어떤 식품의 영양정보입니다. 잘 읽고 설명이 틀린 것에 V표 하세요.

총 내용량 900mL	
100mL당 65kcal	
나트륨 50mg	3%
탄수화물 5g	2%
당류 5g	5%
지방 3.6g	7%
트랜스지방 0g	0%
포화지방 2.3g	15%
콜레스테롤 15mg	5%
단백질 3g	5%
칼슘 100mg	14%

☐ 이 식품을 다 먹는다면 65Kcal를 섭취하는 것이다.
☐ 이 식품을 다 먹는다면 585kcal를 섭취하는 것이다.
☐ 이 식품을 다 먹는다면 트랜스지방을 전혀 섭취하지 않는 것이다.
☐ 이 식품을 다 먹는다면 단백질을 27g 섭취하는 것이다.

19 어휘가 부족하면 생기는 일

다음은 주민센터를 찾아온 고객이 직원에게 문의하는 내용입니다.
고객은 어떤 것을 발급받고자 하는 것인지 적어보세요.

직원 : 안녕하세요, 고객님. 무엇을 도와드릴까요?

고객 : 아, 네. 저기… 그… 그… 뭐였지…
제가 개명 신청을 해야 하는데요….
거기서 필요하다고… 가족들 나와 있는 증명서인데…
아빠, 엄마, 저 나오는 거요…. 이모랑 삼촌은 안 나오고요….

직원 : ☐☐☐☐☐☐☐ 가 필요하신 건가요?

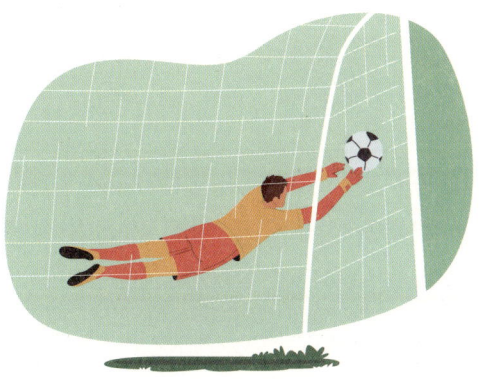

20 이미지로 문해력 키우기

1) 사진을 보고 다음에 일어날 장면으로 알맞은 것에 V표 하세요.

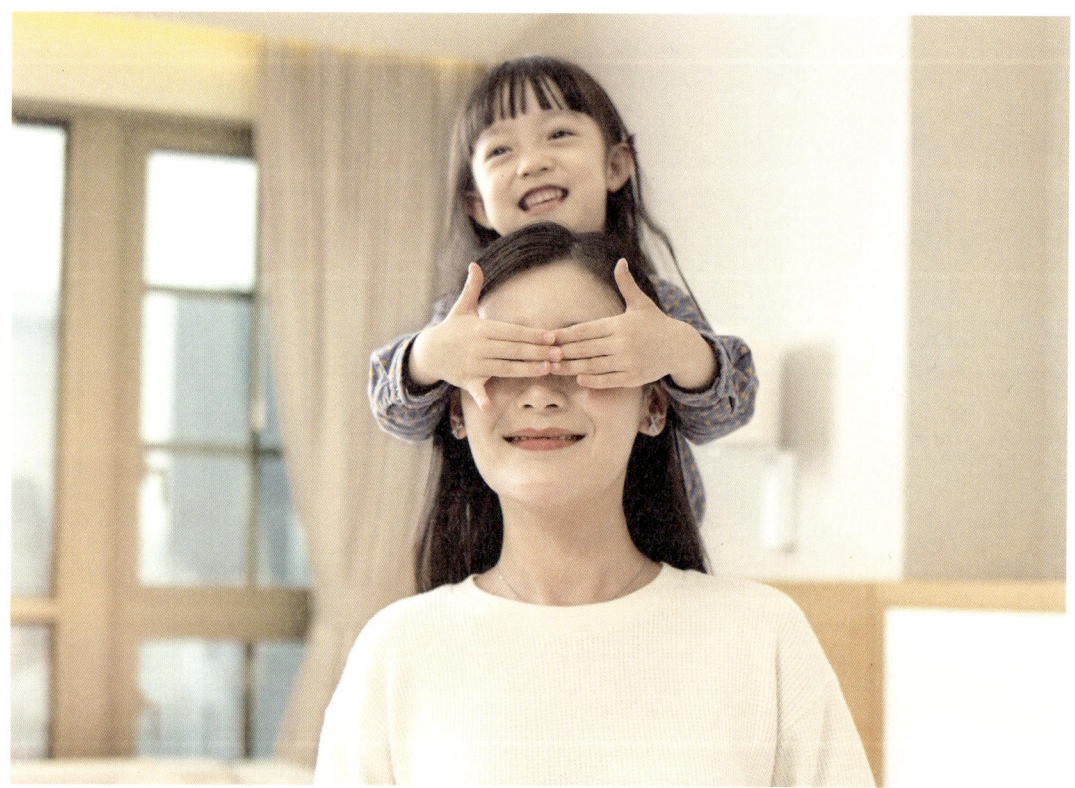

☐ 물건을 집어던지는 사람이 앞에 있다.
☐ 계산원이 영수증을 내밀며 돈을 지불하라고 한다.
☐ 성인 여자가 전화를 받는다.
☐ 케이크를 들고 있는 사람이 앞에 있다.

2) 사진을 보고 다음에 일어날 장면으로 알맞은 것에 V표 하세요.

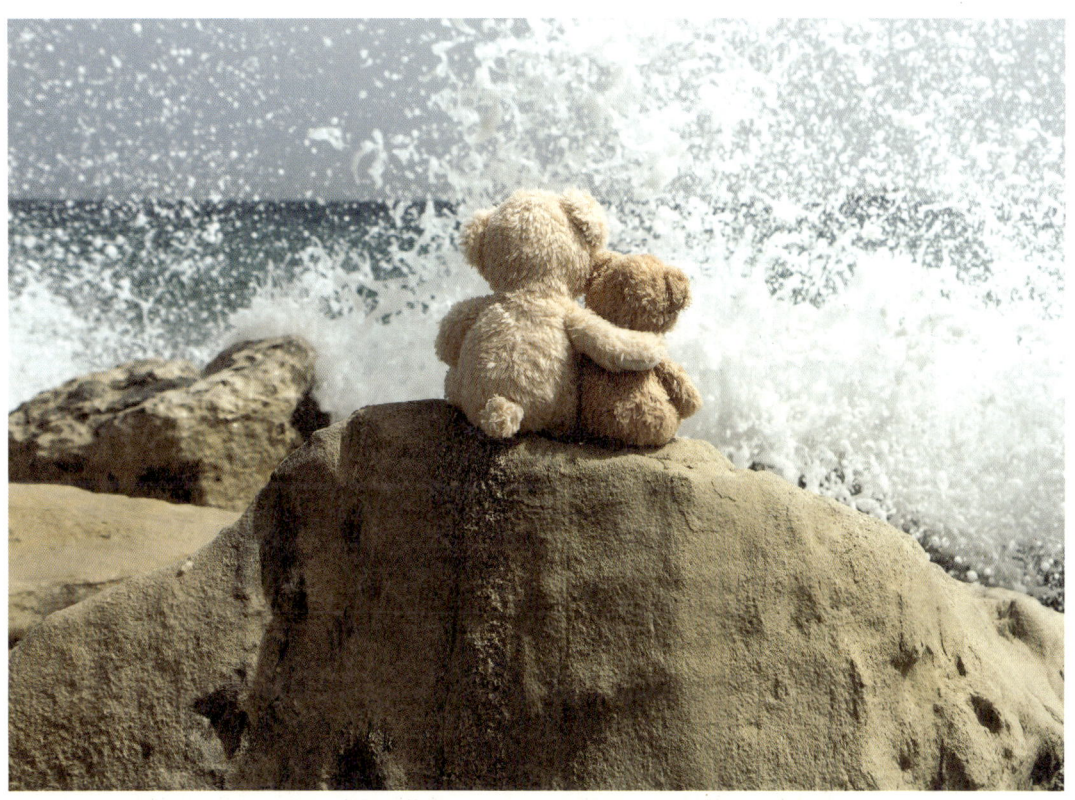

☐ 호랑이가 나타난다.
☐ 소녀가 곰 인형을 사진 찍은 후 바위로 가서 인형을 갖고 온다.
☐ 하늘에서 낙하산이 내려온다.
☐ 아저씨가 피자를 먹는다.

뇌가 젊어지는 집중력 퀴즈 1

★에서 ▲로 가려면 미로를 통과해야 합니다.
어떻게 미로를 통과해야 하는지 선을 그어보세요.

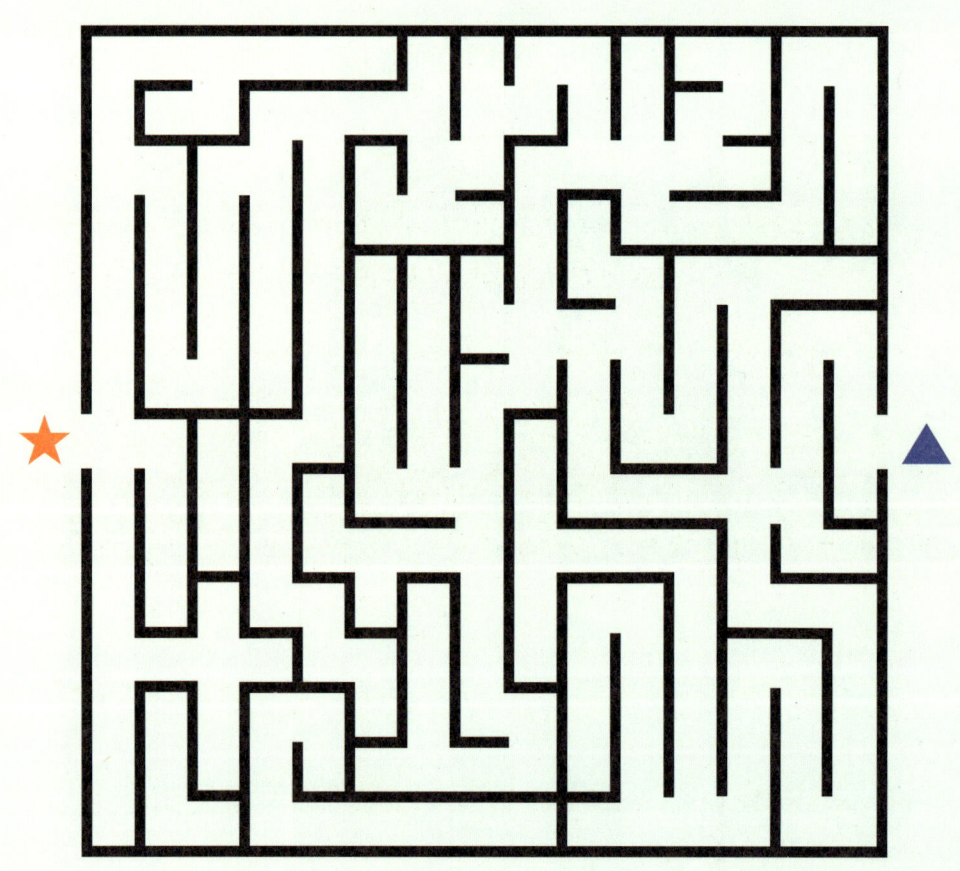

뇌가 젊어지는 **집중력 퀴즈 2**

왼쪽과 오른쪽에 있는 피자 조각을 연결해 동그란 피자 한 판을 완성해보세요.

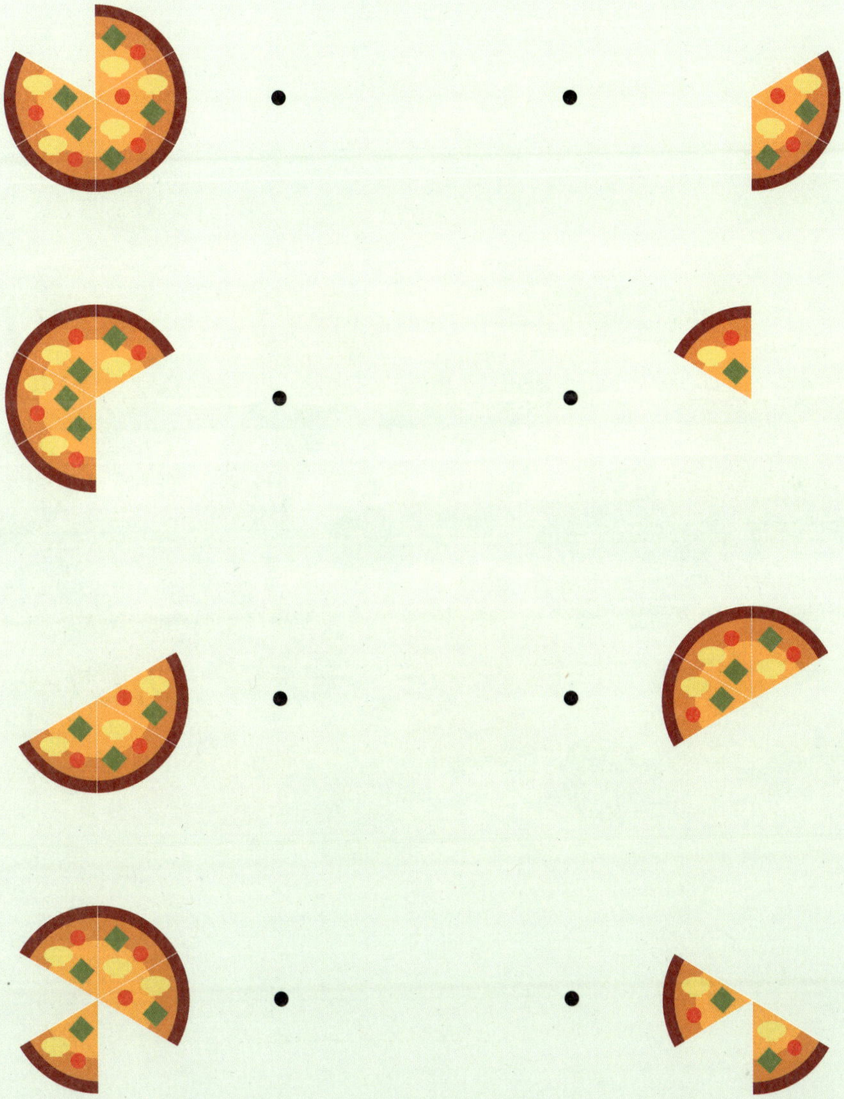

뇌가 젊어지는 관찰력 퀴즈 1

다음 그림에 같은 모양의 나뭇잎이 숨어 있습니다.
찬찬히 관찰한 후 같은 모양의 나뭇잎을 찾아 동그라미 하세요.

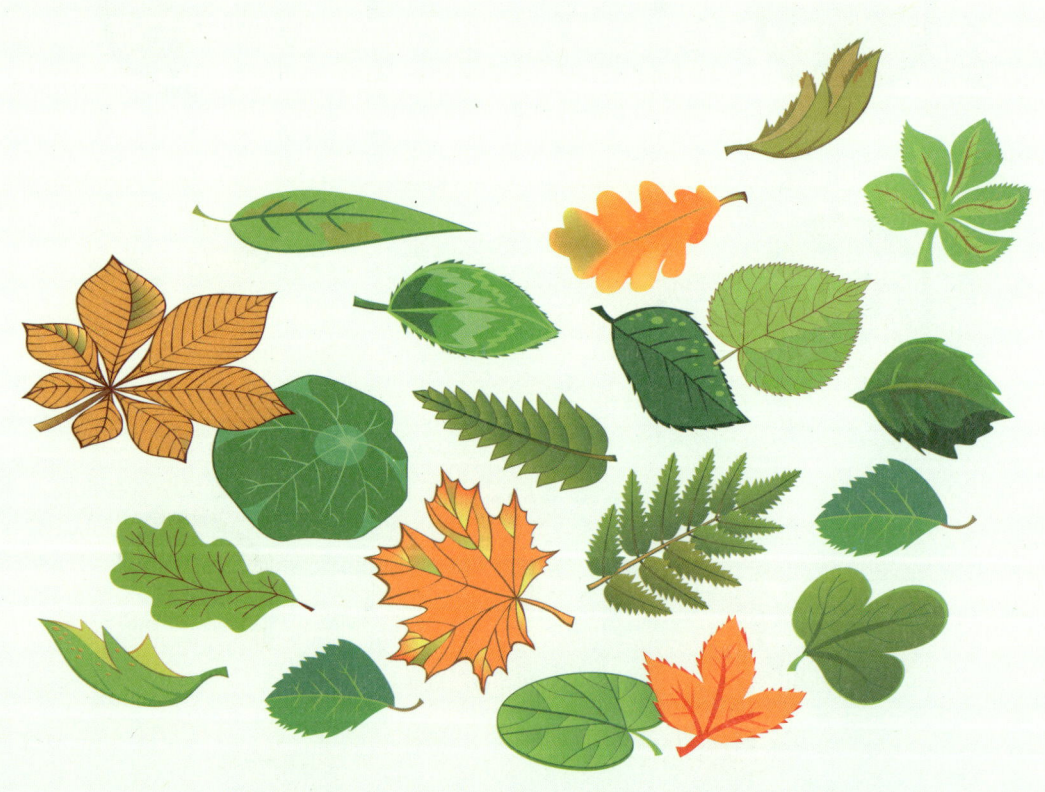

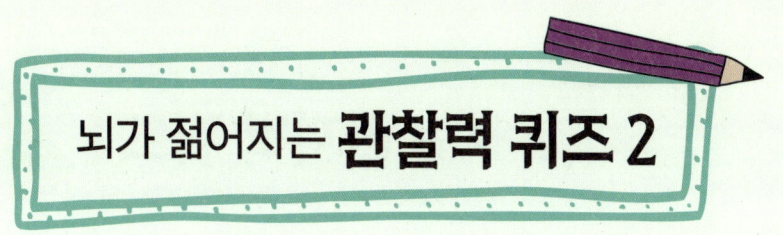

두 개의 바구니를 비교해보고 서로 다른 점 8가지를 찾아 아래 바구니에 표시해보세요.

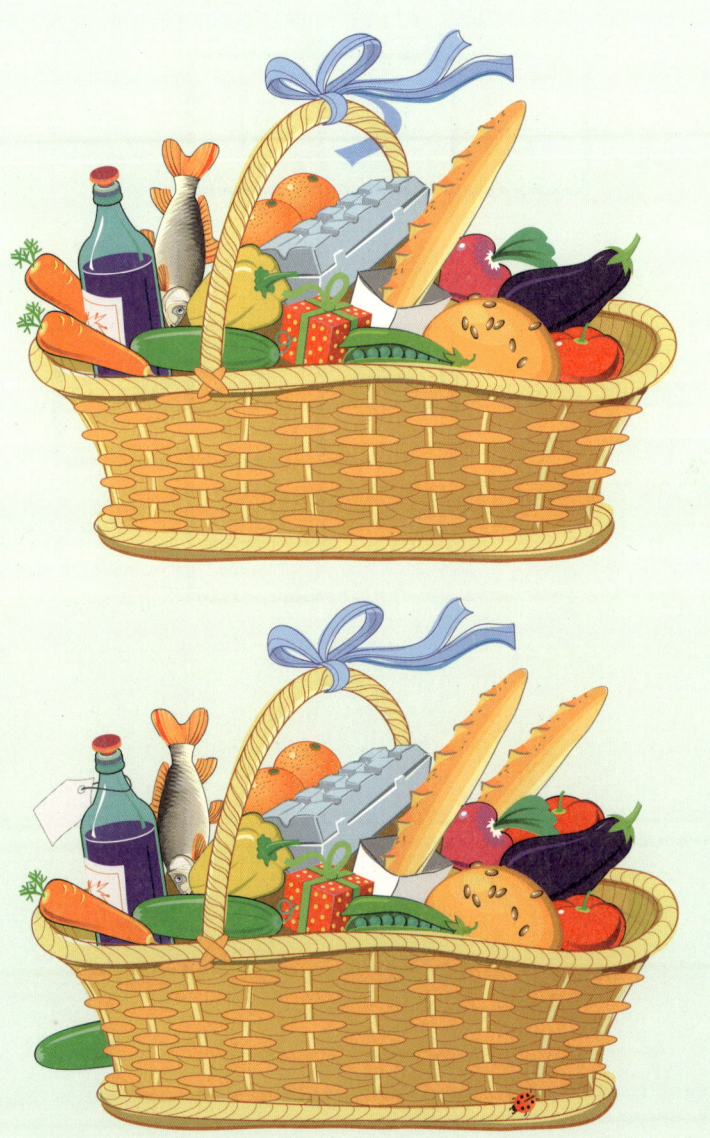

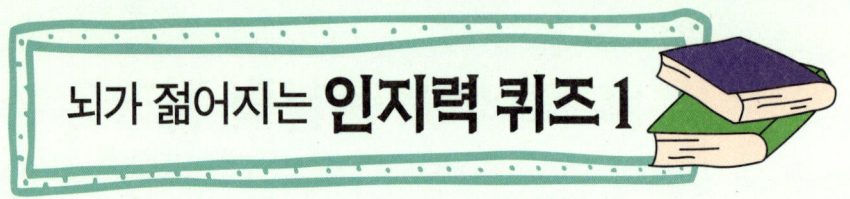

가로세로 낱말을 자유롭게 채워 완성해보세요.

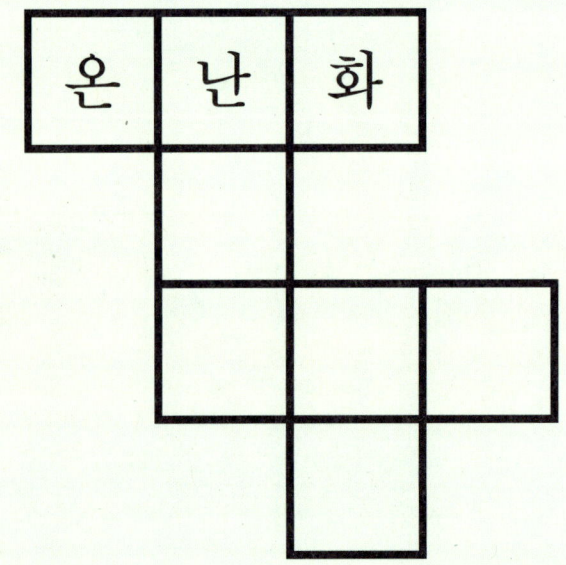

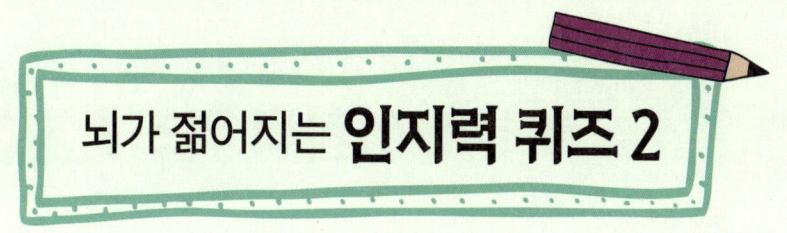

가로, 세로, 대각선에 숨어 있는 단어 2개를 찾아보세요.

횔	룽	섭	소
푼	대	힐	컹
김	못	나	홍
맙	치	른	무

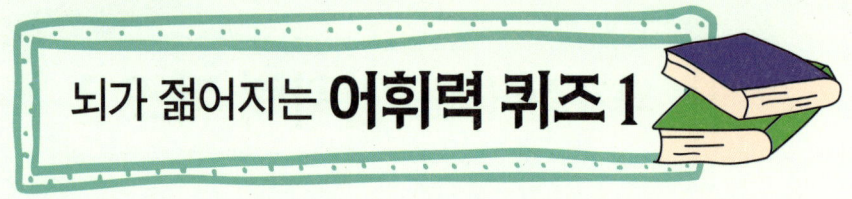
뇌가 젊어지는 어휘력 퀴즈 1

표에 있는 글자를 조합해 빈칸에 들어갈 단어를 만들어보세요.

연	디	아
방	자	세
딜	장	면

나이를 높여 이르는 말. (   )

발로 디디어 곡식을 빻거나 찧던 방아. (   )

과거에 졸업이나 입학식 등 특별한 날에 먹었던 중국음식.
달콤하고 감칠맛 나는 면요리다. (   )

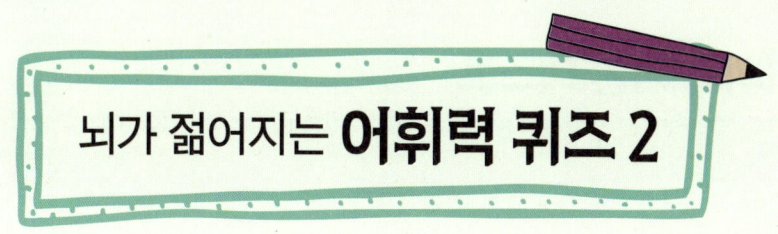

뇌가 젊어지는 **어휘력 퀴즈 2**

다음 그림을 글로 표현한 문장에서 올바르게 표기된 말을 골라 아래에 적어보세요.

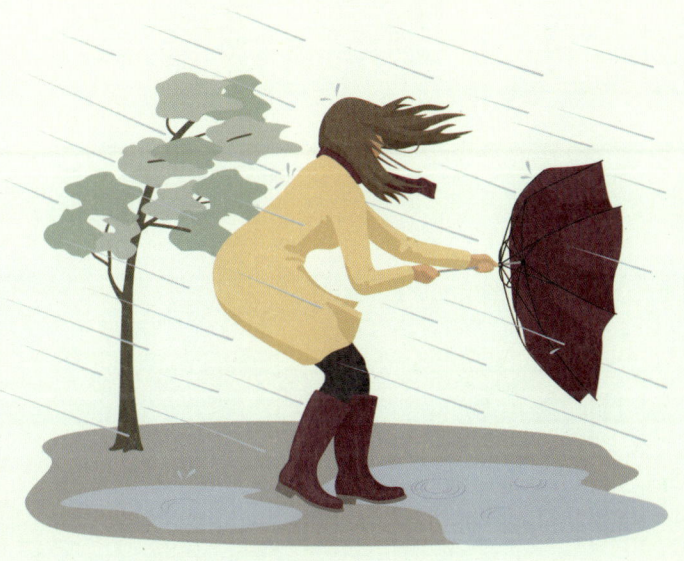

바람에 우산이 (뒤집혔다 / 뒤짚였다).

_____

바람이 세게 불어 머리카락이 (흩트러졌다 / 흐트러졌다).

_____

21 어휘력 기본 테스트

얼마나 많은 어휘를 알고 있나요?
보기처럼 앞 글자로 시작하는 낱말을 생각나는 대로 적어보세요.

| 마 | 술 | | | | 마 | 음 | 속 | | | 마 | 주 | 치 | 다 |

1) '바'로 시작하는 낱말을 적어보세요.

| 바 | | | 바 | | | | 바 | | | |
| 바 | | | 바 | | | | 바 | | | |

2) '사'로 시작하는 낱말을 적어보세요.

| 사 | | | 사 | | | | 사 | | | |
| 사 | | | 사 | | | | 사 | | | |

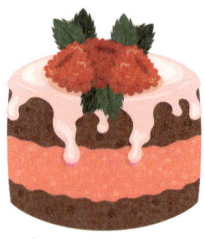

22 알고 있는 어휘로 끝말잇기

낱말의 끝말이 다음 낱말의 첫 글자가 되도록 꼬리에 꼬리를 이어 적어보세요.

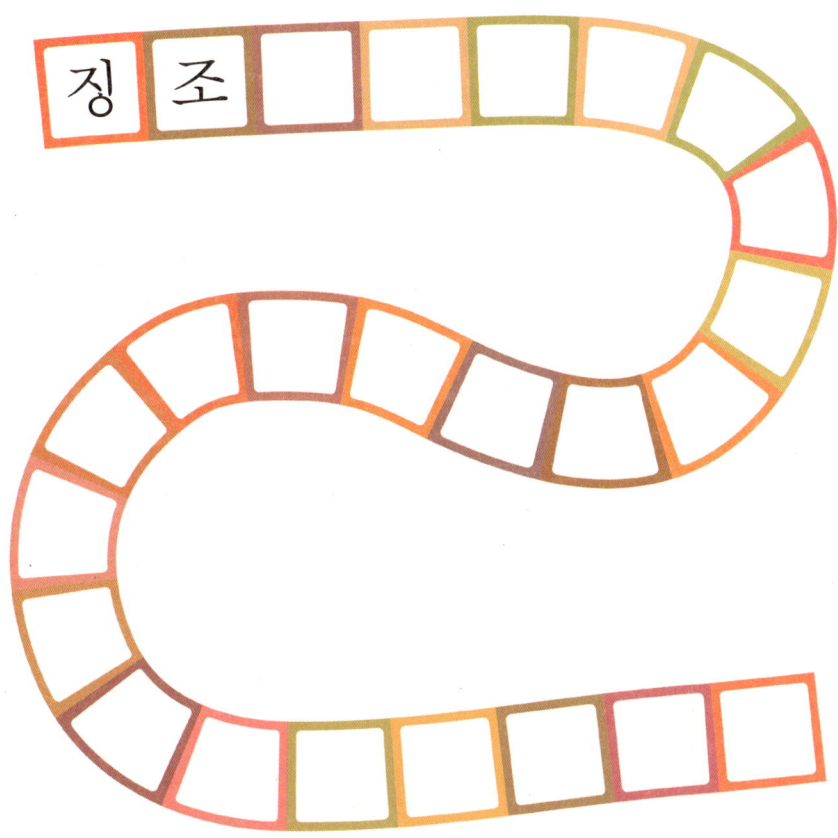

23 좋은 어휘로 풍미를 더하기

보기에서 알맞은 말을 골라 아래의 문장을 멋지게 완성해보세요.

그끄저께 접목 그글피 야속한 구성진 오롯이

1) 그는 표정에 드러내진 않았지만, 마음속으로는 (   ) 것 같았다.

2) 그 사건은 어제 10일에 일어난 게 아닙니다. 8일 (   ) 일어났어요.

3) 퓨전 국악밴드는 (   ) 판소리 가락에 현대 대중음악을
   (   )해 새로운 장르를 만들어냈다.

4) 오늘이 20일이고, 동생 생일은 24일이니 (   )에
   생일파티를 하면 되겠다.

5) 이 일기장에는 아버지의 일생이 (   ) 담겨 있다.

글피 성글다 잠식 앙잘앙잘 패소

6) 오늘이 1일이니까 4일이 되는 (　　　)에 너희 집에 갈게.

7) 올해 만든 돗자리가 작년 것보다 올이 (　　　).

8) 내기에 진 아이는 못마땅한 듯 (　　　) 투덜댔다.

9) 그렇게 추앙했던 사상이 아무것도 아니라는 것을 안 순간, 그는 깊은 절망감에 (　　　) 되었다.

10) 현행 민사소송법에서는 (　　　)한 당사자가 소송비용을 부담해야 한다.

24 어렵지만 알아두면 좋은 낱말들

낱말이 어떤 뜻을 지니고 있는지 알면 글을 읽거나 쓸 때, 대화할 때 큰 도움이 됩니다.
다음 낱말의 알맞은 뜻을 찾아 선으로 이어보세요.

15세 ●	● 지학(志學)
20세 ●	● 망륙(望六)
30세 ●	● 불혹(不惑)
40세 ●	● 지천명(知天命)
50세 ●	● 이립(而立)
51세 ●	● 약관(弱冠)

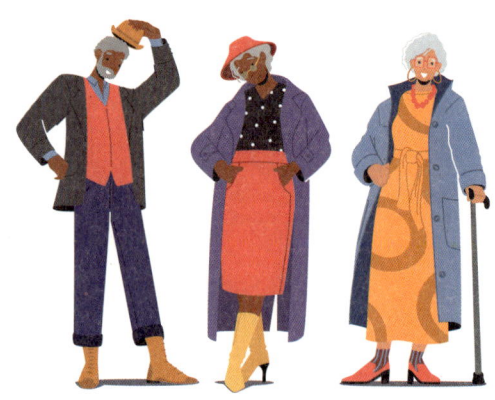

60세	● ●	고희(古稀)
61세	● ●	이순(耳順)
70세	● ●	망팔(望八)
71세	● ●	희수(喜壽)
77세	● ●	망칠(望七)
80세	● ●	장조(杖朝)
88세	● ●	졸수(卒壽)
90세	● ●	망백(望百)
91세	● ●	미수(米壽)
100세	● ●	상수(上壽)

25 색깔을 다른 어휘로 표현하기

우리말에는 색깔을 다양하게 표현하는 낱말들이 있습니다.
'검정'을 '검다', '거무스름하다'로 바꿔 쓸 수 있는 것처럼,
'빨강'을 달리 표현하는 낱말을 네모 안에 써보세요.

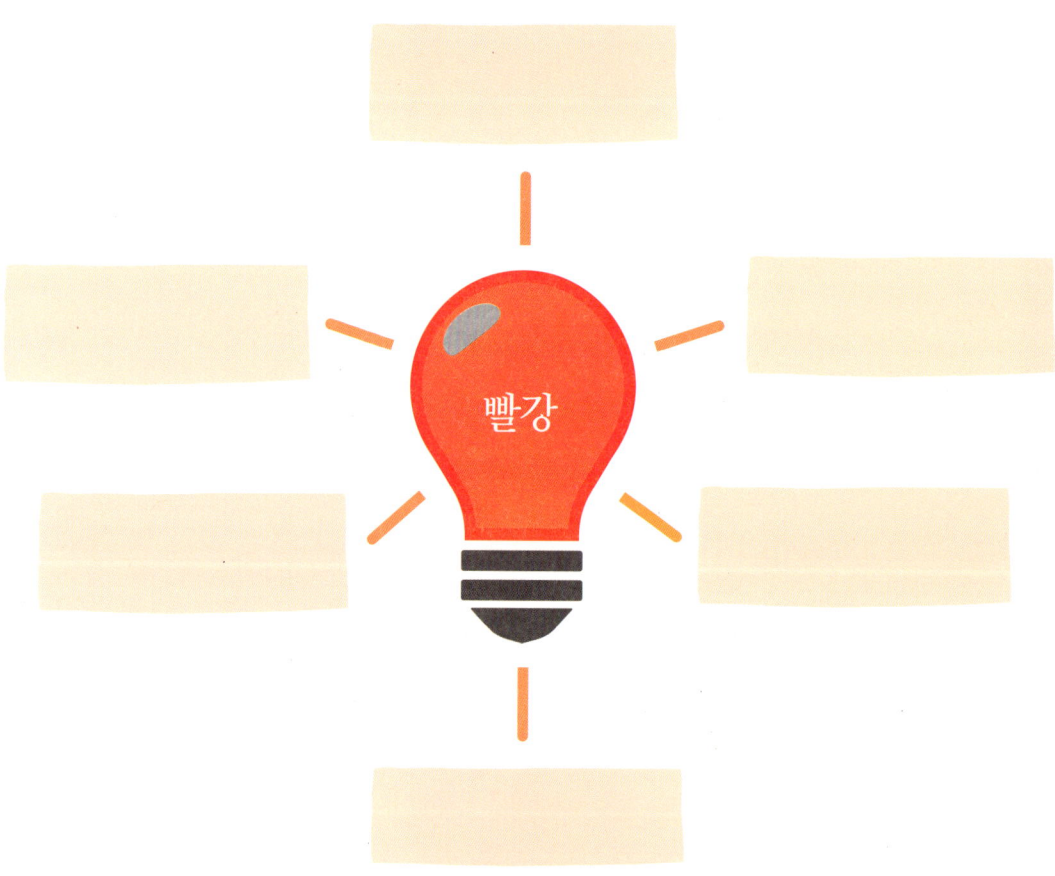

26 한 단어 속에 담긴 다채로운 뜻

1) 우리말에는 한 낱말이 여러 뜻으로 사용되는 경우가 있습니다.
보기의 '눈'도 그런 낱말입니다. '눈'이 문장에서 어떤 뜻으로 쓰였는지 알맞은 설명에 V표 하세요.

> 그 사람은 사람들의 눈을 피해 어두운 골목길로 몸을 피했다.

☐ 사물을 보고 판단하는 힘
☐ 빛의 자극을 받아 물체를 볼 수 있는 감각기관
☐ 타인의 눈길

2) '손'이란 낱말도 문장에서 여러 뜻으로 쓰입니다.
보기에서 사용된 '손'과 의미가 다른 것을 찾아 V표 하세요.

> 앞으로의 일은 네 손에 맡겨도 될 것 같아.

☐ 그 일은 선배의 손에 떨어졌다.
☐ 손이 어떻게 생겼는지 봐야 맞는 장갑을 사지.
☐ 그는 모든 권력을 손에 넣었다.
☐ 사업에 실패해서 살던 집까지 남의 손에 넘어갔다.

27 의미가 비슷한 말

말소리는 다르지만 뜻이 서로 비슷한 낱말을 '유의어'라고 합니다.
다음 낱말의 묶음 중에서 유의어가 아닌 것을 모두 찾아 적어보세요.

단결하다 — 뭉치다
반대하다 — 거스르다
지양 — 지향
믿음 — 신용
조짐 — 징조
예상하다 — 전망하다
묻히다 — 무치다
기반 — 바탕
이루다 — 실현하다
날짜 — 시일

28 다채롭게 쓰는 말

1) 다음 문장을 읽고 밑줄 친 낱말의 뜻과 다른 것에 V표 하세요.

> 난방비를 <u>절감하기</u> 위해 추울 때만 보일러를 작동시킨다.

☐ 줄이기　　☐ 아끼기　　☐ 절약하기　　☐ 탕감하기

2) '지니다'가 문장에서 어떤 뜻으로 쓰였는지 맞는 설명을 찾아 선으로 이어보세요.

나는 어머니가 물려주신 목걸이를 <u>지니고</u> 다닌다.	바탕으로 갖추다.
그는 첫사랑의 기억을 가슴속에 <u>지니고</u> 살았다.	어떠한 일 따위를 맡아서 하다.
그 사람은 착한 성품을 <u>지녔다</u>.	몸에 간직하여 가지다.
그는 협상을 성공시키겠다는 목표를 <u>지니고</u> 사무실로 향했다.	기억하여 잊지 않고 새기다.

29 반대말 찾기

1) 다음 문장을 읽고 밑줄 친 낱말의 뜻과 반대되는 것에 V표 하세요.

> 그 남자는 사소한 일로 화를 낼만큼
> 옹졸한 사람은 아니었다.

☐ 옹색　　☐ 관대　　☐ 답답　　☐ 곤란

2) 다음은 두 개의 낱말로 이루어진 묶음입니다.
이중에서 반대말로 이루어진 묶음이 아닌 것에 V표 하세요.

☐ 시발 — 종착　　　☐ 은닉하다 — 폭로하다
☐ 호사하다 — 검약하다　　☐ 유창하다 — 어눌하다
☐ 가결하다 — 가정하다

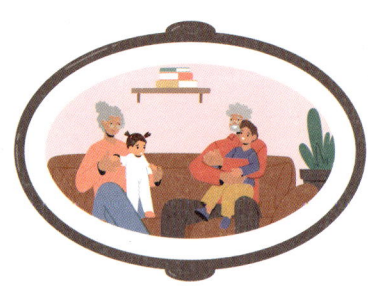

30 우리말 바로쓰기

1) 다음 문장을 읽고 (   )에 들어갈 낱말에 V표 하세요.

> 아버지는 어떻게든 부도를 막아보려고 했지만 역부족이었다.
> 그날 밤, 아버지는 (   ) 터덜터덜 집으로 돌아올 수밖에 없었다.

☐ 하릴없이   ☐ 할 일 없이   ☐ 하는 일 없이   ☐ 할릴없이

2) 우리말에는 물건의 개수를 세는 다양한 고유어가 있습니다.
   물건의 개수를 세는 말 중에서 틀린 것을 모두 찾아 적어보세요.

> 명주실 두 토리   김 세 톳   북어 네 쾌
> 굴비 한 두름   두부 한 단

_____

31 딱 맞는 낱말로 명료한 문장 만들기

빈칸에 들어갈 낱말을 보기에서 골라 문장을 완성하세요.

납부   부과

연말정산이란 근로자가 한 해 동안 ☐☐ 한 근로소득세를 정산하는 절차를 말한다.

면제   공제

각종 방법을 동원해 병역을 ☐☐ 받았다는 의혹이 있다.

부과   부역

납세의무 회피 목적으로 부동산 거래를 거짓으로 신고한 불법행위자들에게 과태료를 ☐☐ 했다.

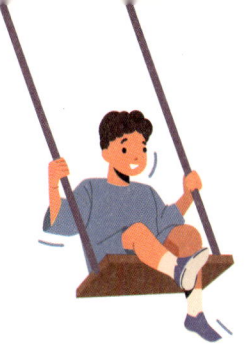

제정   재정

그는 릴레이 시위에 나서 차별금지법 □□ 을 촉구했다.

완비   완수

그 연회장은 행사나 세미나에 필요한 각종 시설을 □□ 하고 있다.

명령   구령

군인은 □□ 에 살고 죽는다는 말이 있다.

시행   시련

교육청에서 제1회 검정고시 □□ 공고를 냈다.

32 낱말 뜻 이해력 테스트

학생이 낱말의 뜻을 다음과 같이 적어 제출했습니다.
다음 중 정확하게 쓴 낱말의 뜻에 V표 하세요.

낱말	뜻	
무운을 빈다	운이 없기를 빈다	☐
사흘 연휴	4일 연휴	☐
양궁이 마침내 9연패하다	연이어 9번 지다	☐
금일까지 제출 마감	오늘까지 제출 마감	☐
고지식하다	지식이 높다	☐
무료하다	요금을 안 내다	☐
유아독존	어린이가 최고다	☐

33 긴 말보다 촌철살인의 어휘로!

1) 한자성어는 4개의 한자로 교훈과 지혜를 주는 요긴한 글자입니다.
다음 글을 읽고 어떤 한자성어로 표현할 수 있는지 찾아 V표 하세요.

> 비싸게 값을 치르고 한정판을 구입했는데
> 포장만 번지르르하고 내용물은 형편없었다.

☐ 명실상부(名實相符) ☐ 내허외식(內虛外飾)
☐ 기고만장(氣高萬丈) ☐ 전전긍긍(戰戰兢兢)

2) 다음 글을 한자성어로 표현할 경우 맞는 것에 V표 하세요.

> 그는 가진 게 별로 없었지만,
> 자신보다 더 어렵게 사는 사람을 보고 모른 척할 수 없었다.

☐ 동상이몽(同床異夢) ☐ 두문불출(杜門不出)
☐ 동병상련(同病相憐) ☐ 각자도생(各自圖生)

34 웃으면서 핵심을 찌르는 속담

1) 우리나라 속담은 비유와 상징을 통해 풍자와 교훈을 전해줍니다.
다음 글을 읽고 적절한 낱말을 넣어 똑같은 뜻의 속담을 완성해보세요.

아무리 훌륭한 일이라도 끝을 맺어야 비로소 가치가 있다.

(   )이 서 말이라도 꿰어야 (   )다.

자기 허물을 생각지 않고 오히려 남의 작은 허물을 나무란다.

겨울바람이 (   ) 보고 춥다 한다.

2) 다음 글이 어떤 속담을 뜻하는지 문항에서 찾아 V표 하세요.

구운 게라도 혹시 물지 모르므로 먹을 때 조심하라는 뜻으로,
만일의 경우에 대비해 세심한 주의를 기울여야 낭패가 없다는 뜻

☐ 구운 게도 등딱지를 떼고 먹는다.   ☐ 구운 게도 다시 뒤집어 굽는다.
☐ 구운 게도 다리를 떼고 먹는다.   ☐ 구운 게도 가시를 조심하고 먹는다.

35 표정을 보고 글로 표현하기

사람들과 SNS로 대화할 때 감정 이모티콘을 자주 씁니다.
다음 이모티콘을 보고 어떤 감정을 표현하고 있는지 자유롭게 적어보세요.

  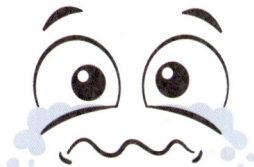

_____   _____   _____

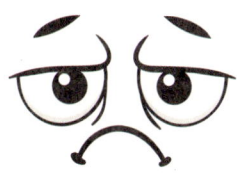 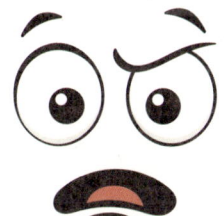 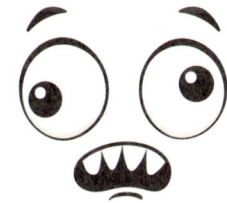

_____   _____   _____

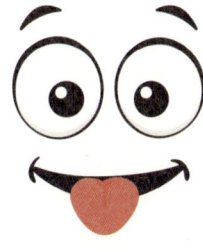 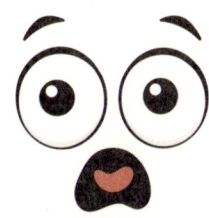 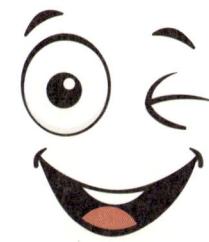

_____   _____   _____

36 연상력을 키우는 퀴즈

다음 문장을 순서대로 읽으며 어떤 낱말을 뜻하는지 빈칸에 적어보세요.

프랑스 인물이에요.
베르사유 궁전을 지었어요.
'태양왕'이라는 별명이 있어요.
'짐이 곧 국가다.'라는 말을 남겼어요.

| 루 | | | 4 | |

독립운동가 중 한 명이에요.
김옥균과 함께 갑신정변을 일으켰어요.
미국에서 의사로 일했어요.
독립협회를 결성하고 〈독립신문〉을 펴냈어요.

| | 서 | | |

유럽에 있는 도시예요.
반도에 위치해 있어요.
피카소가 태어난 곳이에요.
가우디가 만든 건축물로 유명해요.

| | | 셀 | |

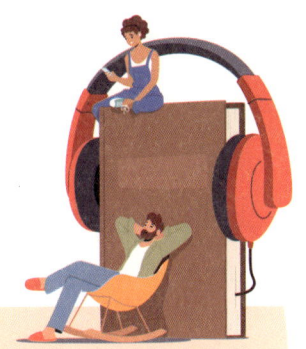

우리나라 도시 중 하나로 큰 한옥마을이 있어요.
영국 여왕이 방문하기도 했어요.
근처에는 도산서원이 있어요.
국수와 식혜, 찜닭도 유명해요.

안	

아이들의 놀이예요.
3가지 종류가 있어요.
어떤 것을 만나느냐에 따라 승패가 달라져요.
여러 명이 순서를 정할 때 자주 활용해요.

	위		

아주 오래된 거예요.
날씨에 관한 내용이 많아요.
명언과 비슷하지만 누가 말했는지 몰라요.
'낫 놓고 기역자도 모른다.'는 말이 여기에 속해요.

	담

37 사고력을 키우는 수수께끼

수수께끼는 어휘력뿐만 아니라 추리력, 상상력을 키워줍니다.
다음 수수께끼 문제를 읽고 빈칸에 글을 넣어 답을 완성해보세요.

날씨가 더우면 키가 커지고 날씨가 추워지면
키가 작아지는 것은?　　　　　　　　　　　온 □ □

익을수록 고개를 숙이는 것은?　　　　　　　　　□

머리 풀고 하늘로 올라가는 것은?　　　　　　　연 □

가위는 가위인데 자르지 못하는 가위는?　　　한 □

세상에서 가장 예쁘게 웃는 소는?　　　　　　□ 소

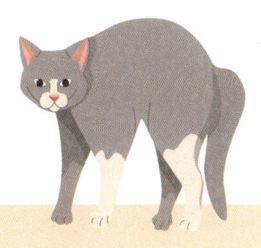

다리로 올라갔다가 엉덩이로 내려오는 것은?

| | 끄 | | |

내 것인데도 다른 사람들이 더 많이 쓰는 것은?

| | 름 |

굴리면 굴릴수록 점점 더 커지는 것은?

| | 덩 | |

세상에서 가장 슬픈 별은?

| | 이 | |

더우면 눈물을 흘리며 몸이 작아지는 것은?

| | 음 |

날아다니는 불은?

| 반 | | |

38 표지판 이해하기

길을 걷다보면 곳곳에서 도로교통 표지판을 만나게 됩니다.
표지판은 길 안내나 주의 및 경고를 간단한 그림으로 표현한 것입니다.
다음 두 개의 도로교통 표지판이 어떤 것을 알려주는지 맞는 것에 V표 하세요.

①  ②

① ②

☐ 전방에 언덕이 있으니 주의하세요. — 전방에 무덤이 있으니 주의하세요.
☐ 노면이 갈라졌으니 주의하세요. — 노면이 솟아 있으니 주의하세요.
☐ 노면에 틈이 벌어졌으니 주의하세요. — 노면에 쓰레기가 있으니 주의하세요.
☐ 노면에 돌이 있으니 주의하세요. — 노면에 바위가 있으니 주의하세요.
☐ 노면이 고르지 못하니 주의하세요. — 전방에 과속방지턱이 있으니 주의하세요.

39 어휘가 부족하면 생기는 일

다음은 마을 이장이 긴급하게 방송한 내용입니다.
이장은 사람들에게 무엇을 조심하라고 알리는 것인지 적어보세요.

아아, 마을 이장입니다.
큰일 났습니다. 큰일. 그것도 아주아주 큰일이에요.
양계장 집 박씨가 서울 사는 딸이 사고 났다고 돈을 빨리 보내라는
전화를 받아 돈을 보냈다고 합니다. 아 그런데 글쎄, 나쁜 놈들이
그 돈을 가져갔다고 하네요.
지금 경찰서에서 조사하고 있다고 합니다.
그러니 특히 할머니, 할아버지들은 자식들이 전화를 해서
돈을 부치라고 하면 일단 의심하고 경찰서로 먼저 연락을 하길 바랍니다.
전화로 자식들 목소리를 똑같이 흉내 내서 사기 친다고 하니
모두 조심해야겠습니다.
이상, 마을 이장이었습니다.

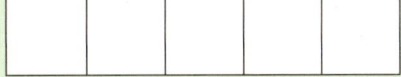

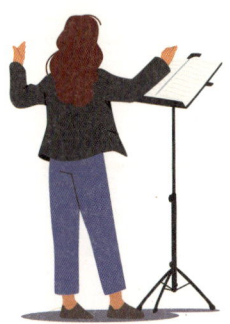

40 이미지로 문해력 키우기

1) 사진을 보고 남자가 선택할 행동으로 맞지 않는 것에 V표 하세요.

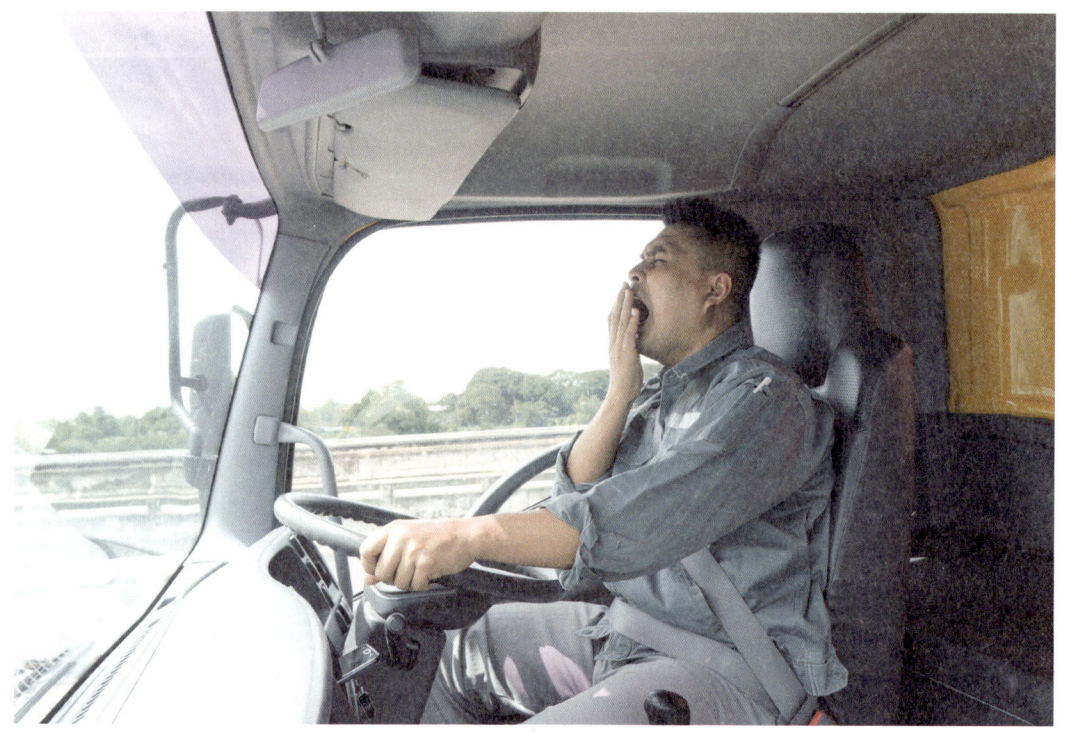

☐ 잠시 차를 세우고 커피를 마신다.
☐ 잠시 차를 세우고 스트레칭을 한다.
☐ 잠시 차를 세우고 의자에 기대 잠을 잔다.
☐ 잠시 차를 세우고 도망간다.

2) 사진을 보고 개가 느끼는 감정과 맞지 않는 것에 V표 하세요.

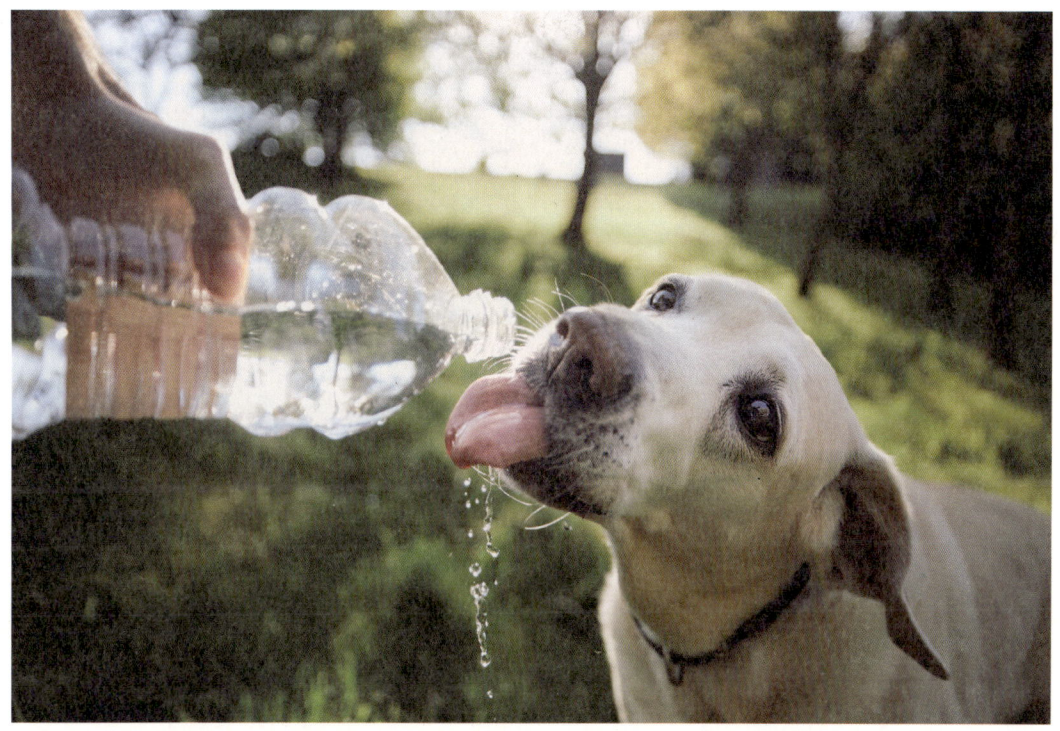

☐ 물을 마시니 시원하다.
☐ 신나게 산책해서 즐겁다.
☐ 사람을 신뢰한다.
☐ 사는 게 지겹다.

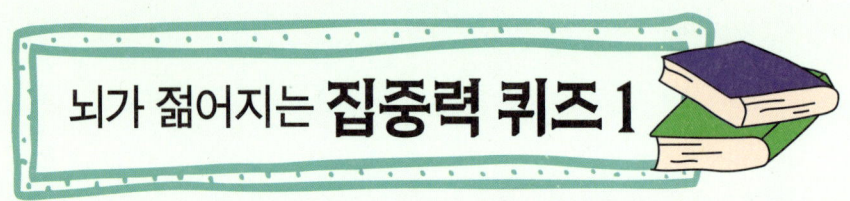

미로 속의 선물을 찾으려면 ★ ● ▲에서 출발해 미로를 통과해야 합니다.
3개의 지점 중 어느 곳에서 출발해야 선물이 있는 곳까지
도달할 수 있는지 선을 그어보세요.

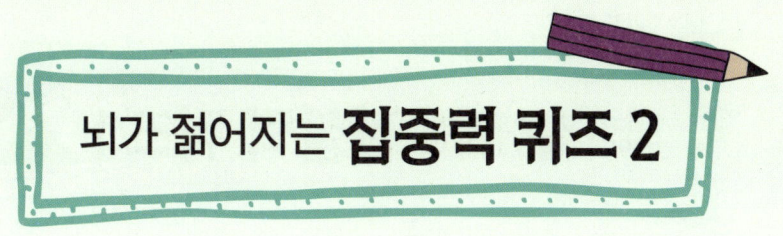

왼쪽과 오른쪽의 벽돌 조각들을 맞춰 직사각형의 벽돌을
완성할 수 있도록 연결해보세요.

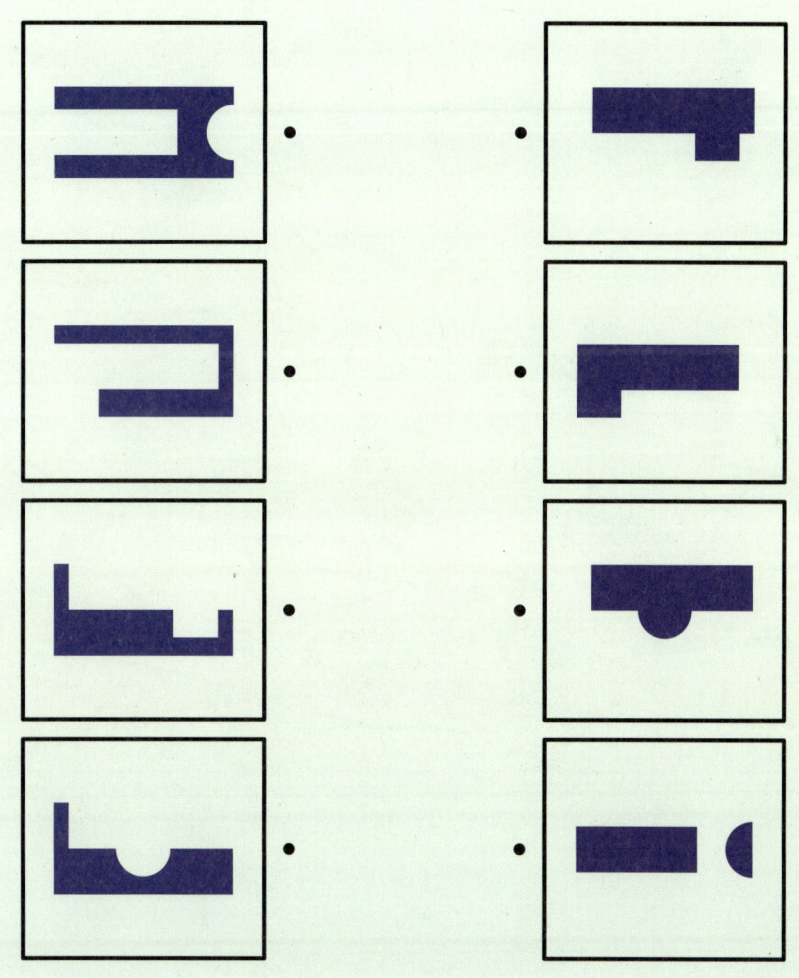

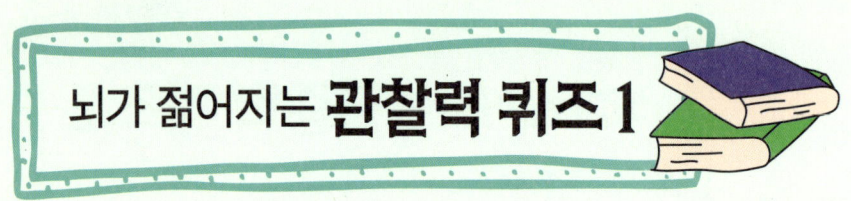

나뭇가지에 앉아 있는 새들 중 같은 모양의 새를 찾아 동그라미 하세요.

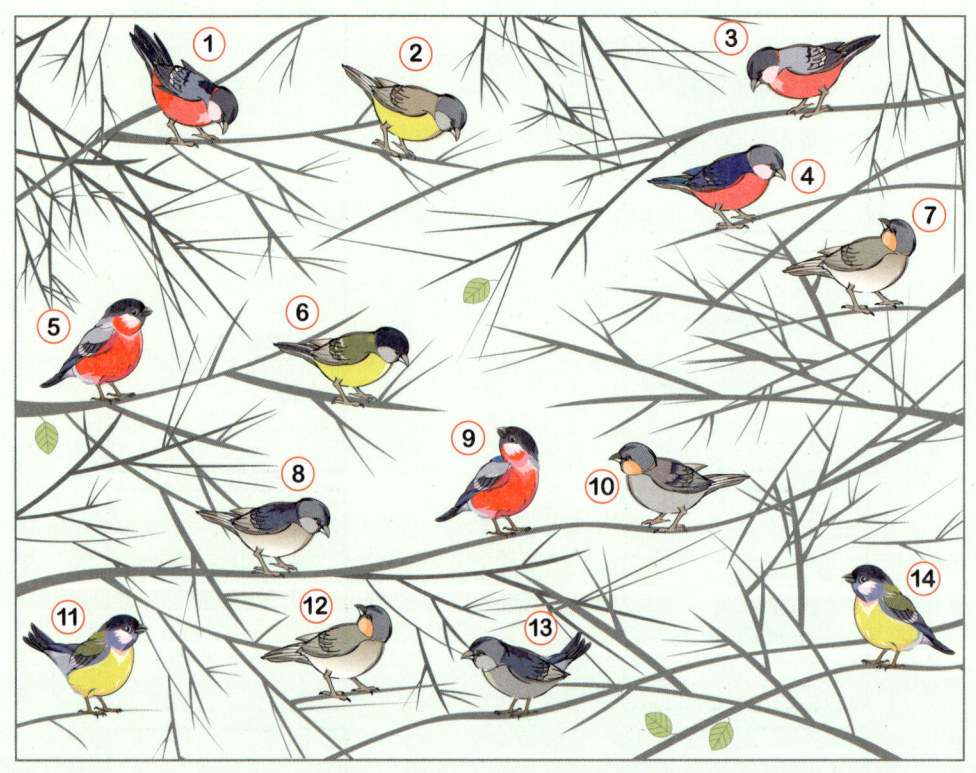

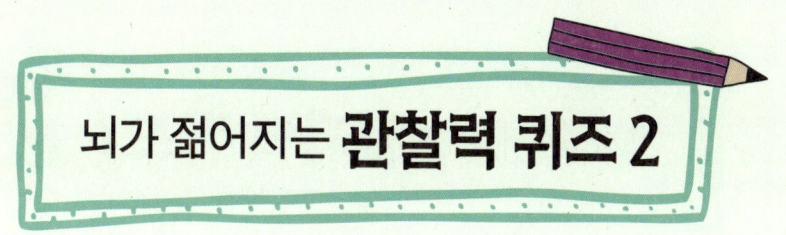

두 척의 배에서 다른 점 8가지를 찾아 아래 배 그림에 표시해보세요.

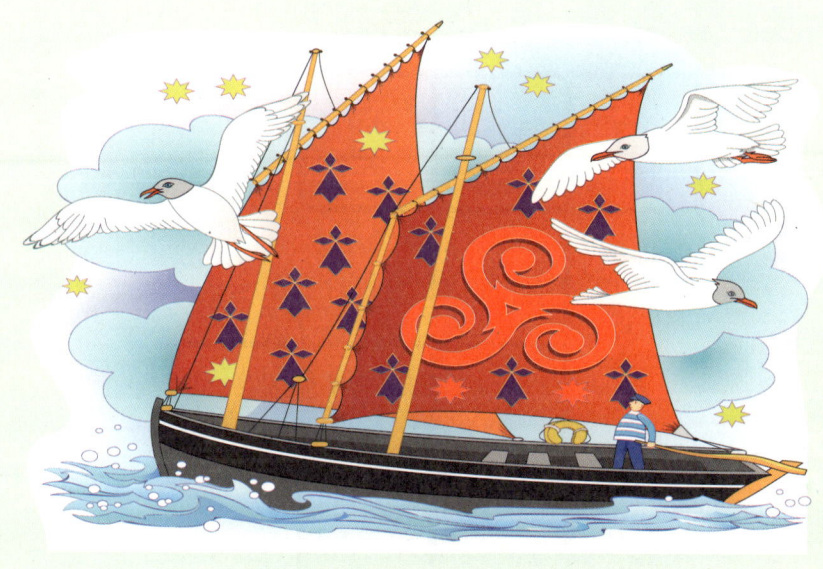

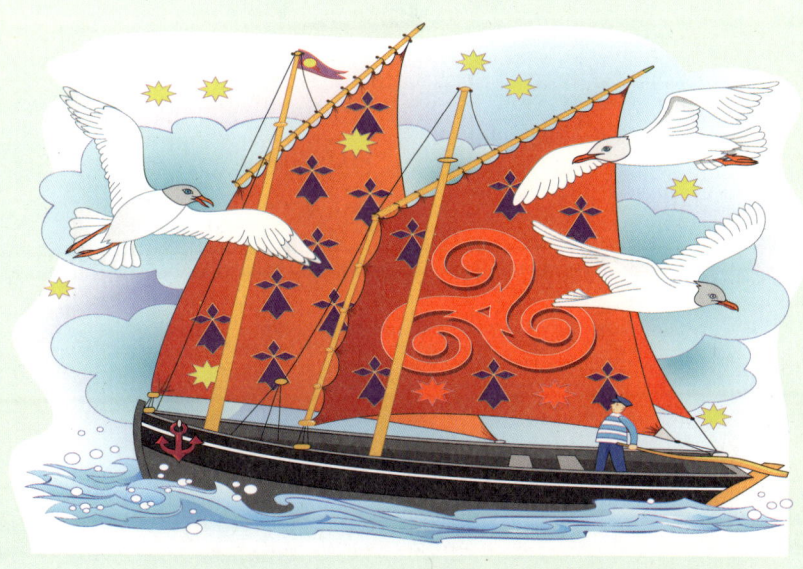

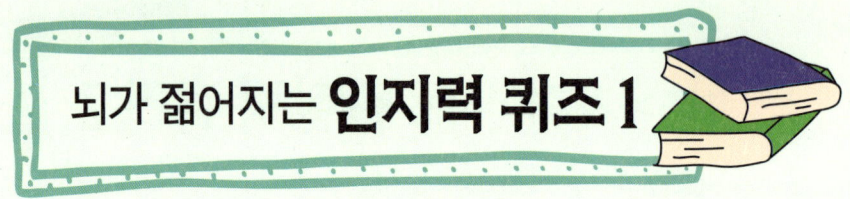

가로세로 낱말을 자유롭게 채워 완성해보세요.

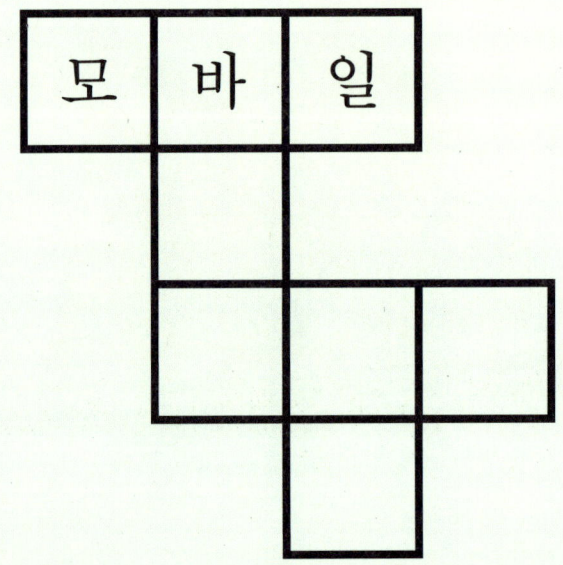

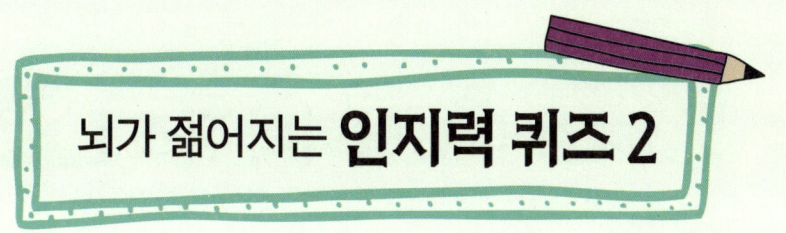

가로, 세로, 대각선에 숨어 있는 단어 2개를 찾아보세요.

버	컹	슝	줄
뒈	스	무	꽝
터	고	눈	핑
맙	댑	넌	형

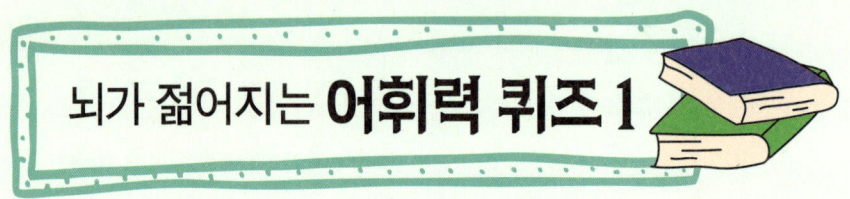

뇌가 젊어지는 어휘력 퀴즈 1

표에 있는 글자를 조합해 빈칸에 들어갈 알맞은 단어를 만들어보세요.

미	타	기
자	방	다
삐	원	삐

음식의 맛을 내기 위해 사용하는 조미료의 대명사. 1956년에 출시된 이후 주부들에게 사랑받으며 장수한 브랜드다.　　　　　　　　　　（　　　　　）

손가락으로 글자판의 키를 눌러 종이에 글자를 찍는 기계.
대표적인 제품으로 클로버 ○○○, 마라톤 ○○○가 있었다.
　　　　　　　　　　　　　　　　　（　　　　　）

번호로 사랑과 우정의 메시지를 전했던 90년대의 대표적 통신수단 기기.
1717은 '일찍 와', 8282는 '빨리 와', 04는 '영원히 사랑해'를 의미했다.
　　　　　　　　　　　　　　　　　（　　　　　）

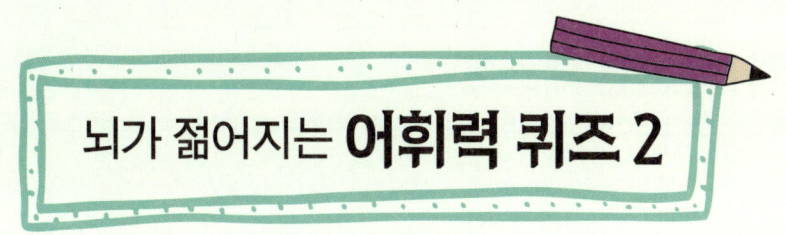

다음 그림을 글로 표현한 문장에서 올바르게 표기된 말을 골라 아래에 적어보세요.

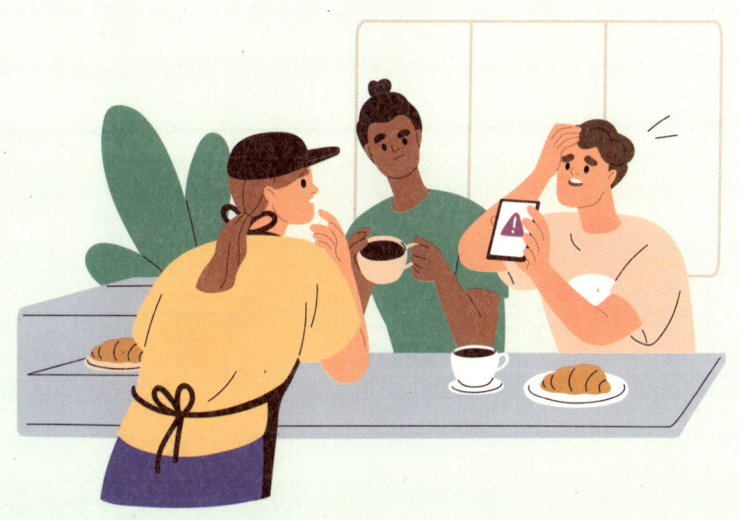

은행계좌의 잔액이 부족해 음료 값을 (치를 / 치룰) 수가 없었다.

_____

고객에게서 돈을 받을 수 없게 되자, 카페 직원은 (난감 / 남감)했다.

_____

41 어휘력 기본 테스트

얼마나 많은 어휘를 알고 있나요?
보기처럼 앞 글자로 시작하는 낱말을 생각나는 대로 적어보세요.

| 아 | 침 | | | 아 | 울 | 러 | | 아 | 련 | 하 | 다 |

1) '자'로 시작하는 낱말을 적어보세요.

| 자 | | 자 | | | 자 | | | |
| 자 | | 자 | | | 자 | | | |

2) '카'로 시작하는 낱말을 적어보세요.

| 카 | | 카 | | | 카 | | | |
| 카 | | 카 | | | 카 | | | |

42 알고 있는 어휘로 끝말잇기

낱말의 끝말이 다음 낱말의 첫 글자가 되도록 꼬리에 꼬리를 이어 적어보세요.

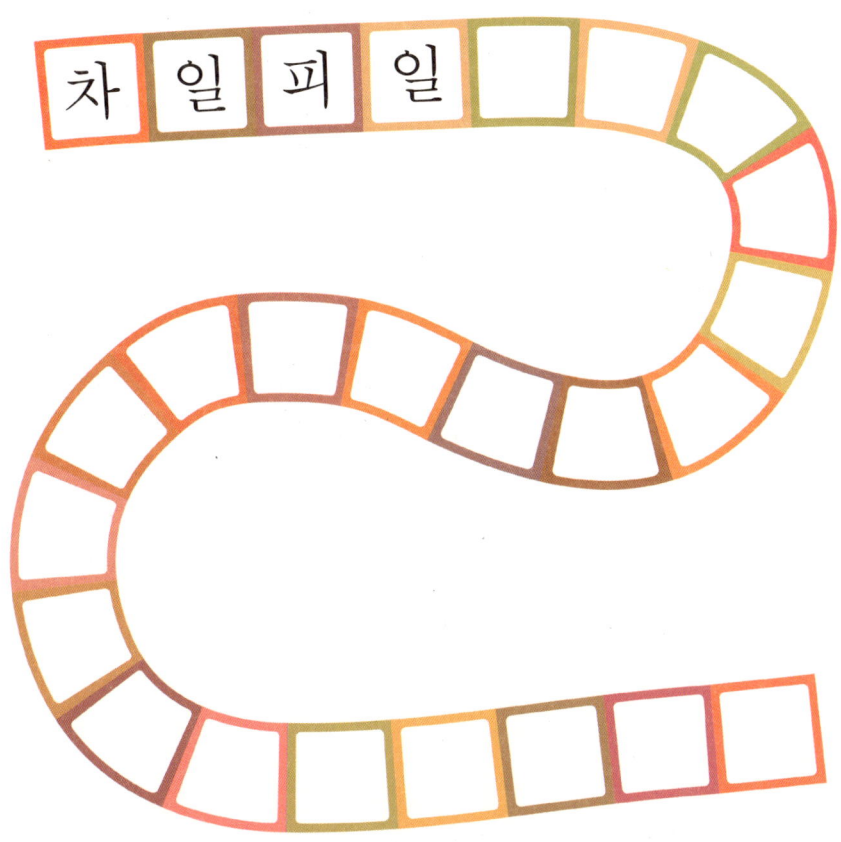

43 좋은 어휘로 풍미를 더하기

보기에서 알맞은 말을 골라 아래의 문장을 멋지게 완성해보세요.

괴발개발   상치   가설   도발   은닉

1) (   )은 실증조사를 통해 검증할 수 있어야 한다.

2) 회의는 (   )된 의견으로 결국 결론을 내지 못했다.

3) 범죄자의 (   )을 도와줄 경우 처벌 대상이 된다.

4) 친구가 (   )하며 내 멱살을 잡았다.

5) 어른한테 보내는 편지글을 이렇게 (   ) 써 보내는 것은 크나큰 결례다.

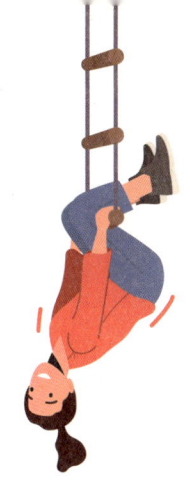

채취   면탈   부리나케   발발   거북   갹출

6) 유명 래퍼가 병역 (   ) 의혹을 받고 있다.

7) 이번에는 한 사람이 내지 말고 (   )해서 비용을 부담하자.

8) 우크라이나 전쟁 (   )로 세계 경제가 휘청거리고 있다.

9) 늦은 줄 알고 (   ) 달려가 보니 하필이면 휴무였다.

10) 그 사람을 만나는 게 (   )해서 일부러 자리를 피했다.

11) 경찰은 그 남자의 지문을 (   )했다.

44 어렵지만 알아두면 좋은 낱말들

경조사에 쓰이는 말들을 알아두면 사회생활에 큰 도움이 됩니다.
다음 낱말의 알맞은 뜻을 찾아 선으로 이어보세요.

| 쾌유(快癒) • | • 남의 죽음을 슬퍼하며 위문한다는 뜻 |

| 기원(祈願) • | • 병이나 상처가 깨끗이 낫기를 바랄 때 쓰는 말 |

| 촌지(寸志) • | • 마음이 담긴 작은 선물이라는 뜻 |

| 조문(弔問) • | • 신랑, 신부의 성스러운 결혼을 축하한다는 뜻 |

| 축성혼(祝成婚) • | • 바라는 일이 이루어지기를 빈다는 뜻 |

| 축회갑(祝回甲) • | • 예순한 살이 되는 것을 축하한다는 뜻 |

축영전(祝榮轉) •	• 더 나은 곳으로 가는 것을 축하한다는 뜻
축발전(祝發展) •	• 승승장구하는 것을 축하한다는 뜻
사례(私禮) •	• 초상난 집에 부조를 전할 때 사용하는 말
부의(賻儀) •	• 말이나 금품 따위로 고마움을 표현한다는 뜻
근조(謹弔) •	• 죽음에 대해 애도한다는 뜻
필승합격(必勝合格) •	• 건강하게 오래 살기를 기원한다는 뜻
만수무강(萬壽無疆) •	• 꼭 합격하길 바란다는 뜻

45 색깔을 다른 어휘로 표현하기

우리말에는 색깔을 다양하게 표현하는 낱말들이 있습니다.
'파랑'을 '파랗다', '푸르스름하다'로 바꿔 쓸 수 있는 것처럼,
'노랑'을 달리 표현하는 낱말을 네모 안에 써보세요.

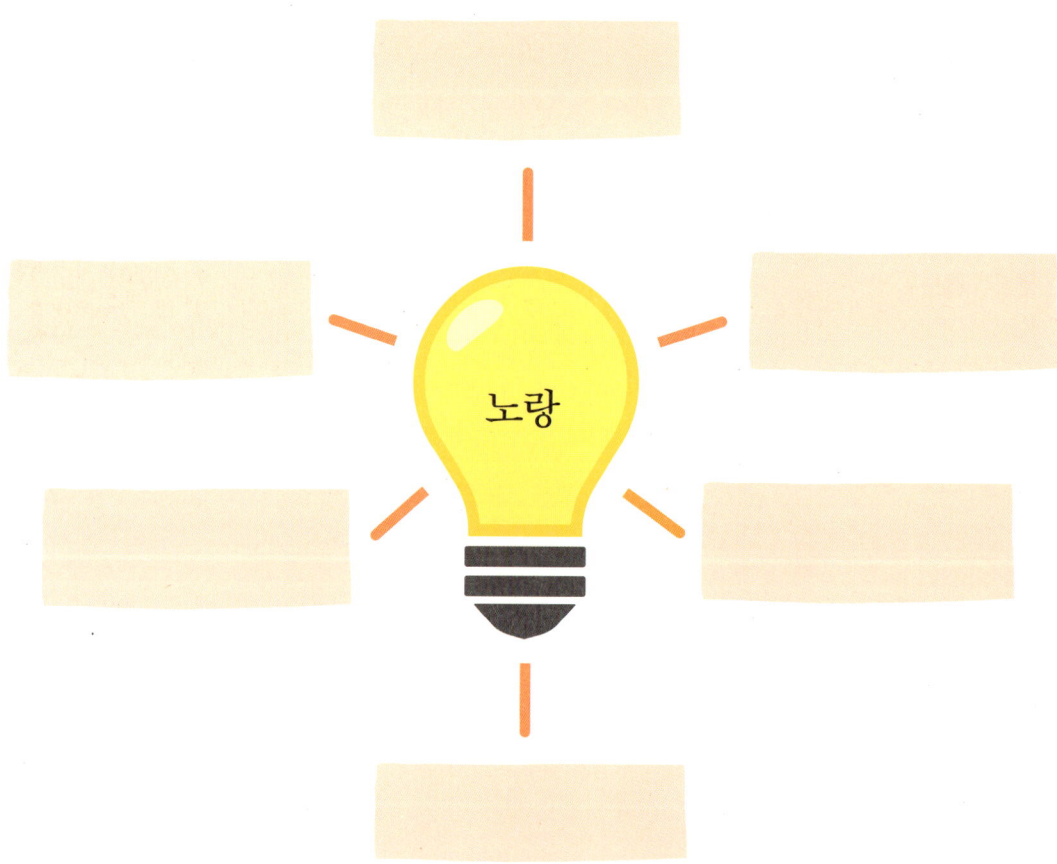

46 한 단어 속에 담긴 다채로운 뜻

1) 우리말에는 한 낱말이 여러 뜻으로 사용되는 경우가 있습니다. 보기의 '더하다'도 그런 낱말입니다. '더하다'가 문장에서 어떤 뜻으로 쓰였는지 알맞은 설명에 V표 하세요.

> 시간이 지날수록 기침이 <u>더하는</u> 것 같다.

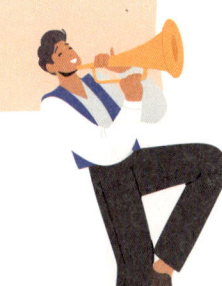

- ☐ 어떤 요소가 더 있게 하다.
- ☐ 더 보태어 늘리거나 많게 하다.
- ☐ 어떤 정도나 상태가 더 크거나 심하게 되다.

2) '거치다'라는 낱말도 문장에서 여러 뜻으로 쓰입니다. 보기에 사용된 '거치다'의 의미와 다른 것에 V표 하세요.

> 그 책은 스승의 손을 <u>거쳐</u> 완성되었다.

- ☐ 산을 오르다가 덩굴이 발에 <u>거쳐</u> 넘어졌다.
- ☐ 직장을 <u>거쳐간</u> 대리가 사장이 되었다.
- ☐ 학생들은 초등학교부터 중학교, 고등학교를 <u>거쳐</u> 대학에 입학하게 된다.

47 의미가 비슷한 말

말소리는 다르지만 뜻이 서로 비슷한 낱말들을 '유의어'라고 합니다.
다음 낱말의 묶음 중에서 유의어가 아닌 것을 모두 찾아 적어보세요.

대견하다 — 흐뭇하다

짜임새 — 얼개

돌연 — 갑자기

후미지다 — 구석지다

맞닥뜨리다 — 직면하다

상투적 — 뻔한

파기하다 — 채택하다

빈곤 — 궁핍

적나라한 — 노골적인

들이밀다 — 당기다

타개 — 극복

48 다채롭게 쓰는 말

1) 다음 문장을 읽고 밑줄 친 낱말의 뜻과 다른 것에 V표 하세요.

> 국민들은 모든 권력자에게 동일한 <u>잣대</u>를 대야 한다고 생각한다.

☐ 기준　　☐ 척도　　☐ 표준　　☐ 지위

2) '지키다'가 문장에서 어떤 뜻으로 쓰였는지 맞는 설명을 찾아 선으로 이어보세요.

어머니가 집 모퉁이 길목을 <u>지키고</u> 서 있었다.	규정, 약속, 예의 따위를 어기지 않고 실행하다.
교통법규를 <u>지키지</u> 않으면 과태료를 부과한다.	지조, 절개, 정조 따위를 굽히지 않고 굳게 지니다.
그 선비는 두 임금을 섬기지 않고 충절을 <u>지켰다</u>.	길목이나 통과 지점 따위를 주의를 기울여 살피다.
증거를 내보이자 그 남자는 한동안 침묵을 <u>지켰다</u>.	어떠한 상태나 태도 따위를 그대로 계속 유지하다.

49 반대말 찾기

1) 다음 문장을 읽고 밑줄 친 낱말의 뜻과 반대되는 것에 V표 하세요.

> 친구들과 낙엽 쌓인 숲길을 따라 <u>호젓</u>하게 걸으니
> 마음이 홀가분해졌다.

☐ 쓸쓸   ☐ 번화   ☐ 조용   ☐ 홀가분

2) 다음은 두 개의 낱말로 이루어진 묶음입니다.
   이중에서 반대말로 이루어진 묶음이 아닌 것에 V표 하세요.

☐ 싱겁다 — 짜다   ☐ 진화하다 — 퇴화하다
☐ 축소하다 — 확대하다   ☐ 열등하다 — 열광하다
☐ 후하다 — 박하다

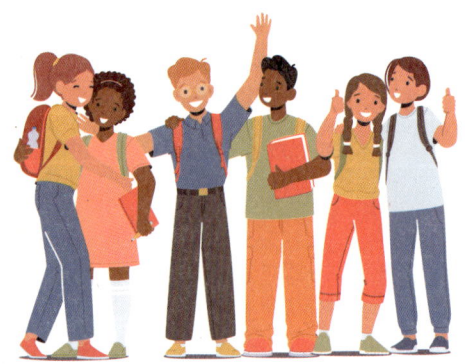

50 우리말 바로쓰기

1) 다음 문장을 읽고 (　　)에 들어갈 낱말들이 맞춤법에 맞게 적힌 것에 V표 하세요.

> 어머니는 (①)에 아들 자취방에 들러 저녁을 준비했다.
> (②) 닭을 손질해 닭요리를 했지만,
> 아들은 닭고기를 (③) 좋아한다면서 입에도 대지 (④).

　　　　　①　　　　②　　　③　　　④
☐ 오랫만에 — 일일이 — 안 — 안았다
☐ 오랜만에 — 일일이 — 안 — 않았다
☐ 오랫만에 — 일일히 — 않 — 않았다
☐ 오랜만에 — 일일히 — 안 — 않았다

2) 우리말에는 물건의 개수를 세는 다양한 고유어가 있습니다.
물건의 개수를 세는 말 중에서 틀린 것을 모두 찾아 적어보세요.

> 연필 세 다스　기와 한 우리　배추 두 개
> 국수 다섯 사리　한약 한 통　이불 세 채

_____

51 딱 맞는 낱말로 명료한 문장 만들기

빈칸에 들어갈 낱말을 보기에서 골라 문장을 완성하세요.

미정   결정

미래를 위해 유학을 떠나기로 [결정]했다.

공표   공약

확실하게 증명될 때까지 새 이론의 [공표]를 미루기로 했다.

조직   실현

자유롭고 평등한 사회의 [실현]이 우리의 꿈이다.

개편   개최

머지않아 조직을 [개편]할 계획이다.

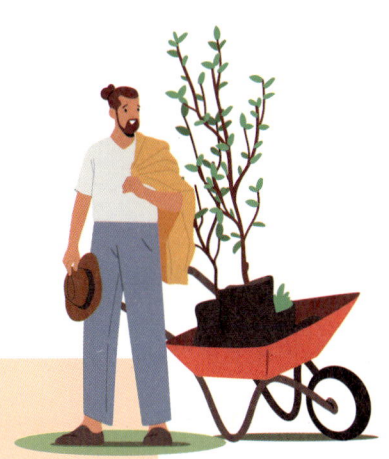

추론 발단

☐☐ 은 사실에 근거해야 한다.

합의 반의

그는 교통사고 피해자와 ☐☐ 하고 싶어 했다.

중력 중화

신김치에 소다를 조금 넣어주면 신맛이 ☐☐ 되어 먹기에 좋다.

단출 단명

두 사람만 사는 ☐☐ 한 살림살이였지만 행복했다.

52 낱말 뜻 이해력 테스트

다음은 각종 문서에 사용되는 어려운 말들을 쉽게 바꾼 것입니다.
이중에서 어울리지 않는 것에 V표 하세요.

문서에서 쓰는 말	쉽게 바꾼 말	
감경하다	줄이다	☐
이첩하다	도와주다	☐
기장하다	써넣다	☐
날조하다	사실처럼 꾸미다	☐
범하다	저지르다	☐
등재하다	어떤 내용을 싣다	☐
매각하다	팔다	☐
명기하다	명확하게 적다	☐
문책하다	책임을 묻다	☐
묵인하다	알고도 넘겨버리다	☐

53 긴 말보다 촌철살인의 어휘로!

1) 한자성어는 4개의 한자로 교훈과 지혜를 주는 요긴한 글자입니다.
다음 글을 읽고 어떤 한자성어로 표현할 수 있는지 찾아 V표 하세요.

> 면접을 볼 때 핵심을 말하지 않고
> 했던 말을 자꾸 되풀이하면 안 됩니다.

☐ 설상가상(雪上加霜)   ☐ 중언부언(重言復言)
☐ 다다익선(多多益善)   ☐ 반신반의(半信半疑)

2) 밑줄 친 글을 한자성어로 표현할 경우 맞는 것에 V표 하세요.

> 김모 의원의 <u>교만하고 방자한</u> 태도가 논란에 휩싸였다.
> 그런 태도가 정치 혐오를 가중시키고 있다.

☐ 속수무책(束手無策)   ☐ 안하무인(眼下無人)
☐ 부화뇌동(附和雷同)   ☐ 설상가상(雪上加霜)

54 웃으면서 핵심을 찌르는 속담

1) 우리나라 속담은 비유와 상징을 통해 풍자와 교훈을 전해줍니다.
   다음 글을 읽고 적절한 낱말을 넣어 똑같은 뜻의 속담을 완성해보세요.

> 이웃끼리 서로 가까이 지내다 보면,
> 먼 데 있는 일가보다 더 친하게 되어 서로 도와가며 살게 된다.

(   ) 남이 (   ) 친척보다 낫다.

> 아무리 사소한 것이라도 거듭되면 무시하지 못할 정도로 크게 된다.

(   )에 (   ) 젖는 줄 모른다.

2) 다음 글이 어떤 속담을 뜻하는지 문항에서 찾아 V표 하세요.

> 능력이 있는 사람이나 능숙한 사람은
> 도구가 좋지 아니하더라도 일을 잘한다.

☐ 선무당이 사람 잡는다.
☐ 오르지 못할 나무는 쳐다보지 마라.
☐ 글 잘 쓰는 사람은 필묵을 탓하지 않는다.
☐ 글 잘 쓰려면 도구가 좋아야 한다.

55 표정을 보고 글로 표현하기

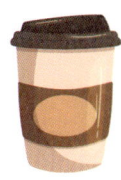

사람들과 SNS로 대화할 때 감정 이모티콘을 자주 씁니다.
다음 이모티콘을 보고 어떤 감정을 표현하고 있는지 자유롭게 적어보세요.

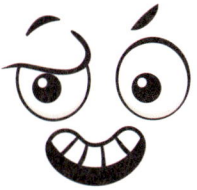 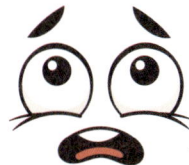 

_____   _____   _____

 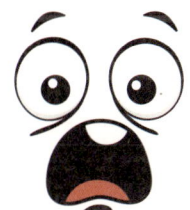 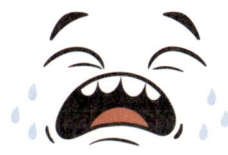

_____   _____   _____

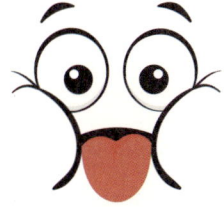  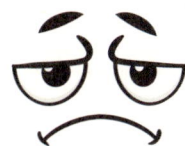

_____   _____   _____

56 연상력을 키우는 퀴즈

다음 문장을 순서대로 읽으며 어떤 낱말을 뜻하는지 빈칸에 적어보세요.

옷을 벗어야 해요.
우리나라의 기준은 25℃예요.
피로회복과 신진대사에 효과가 있어요.
조선시대 세종대왕은 안질 치료 때문에 자주 이용했어요.　　☐ 천

살아 있는 것도 죽은 것도 아니에요.
물리면 같아져요.
눈은 어둡지만 소리에 민감해요.
영화의 소재로 인기가 많아요.　　☐ 비

'높은 돛대'라는 말에서 유래한 한자어예요.
하늘을 찌를 듯 솟아 있는 고층 건물을 말해요.
안에 사람이 머물지 않는 에펠탑 등은 포함되지 않아요.
세계에서 가장 높은 것은 아랍 에미리트의
두바이에 있는 부르즈 할리파예요.　　☐ ☐ 루

신조어예요.
로맨틱 코미디에는 꼭 등장해요.
밀가루로 만든 땅콩은 아니에요.
미묘한 심리싸움을 줄다리기에 비유한 말이에요.

☐ 땅

미국에 있는 세계 최대 IT 회사로 인터넷 검색이 전문이에요.
메일, 지도 등의 서비스도 해줘요.
나스닥에 상장되어 있어요.
10의 100제곱을 뜻하는 영어에서 유래한 이름이에요.

☐ 글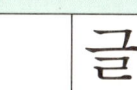

현재 서울에는 9개, 부산에는 4개, 대구에는 3개가 있어요.
모두 색깔이 다르고 서로 만나기도 해요.
값은 1250원, 720원, 450원 등이에요.
계단이나 에스컬레이터, 엘리베이터를 이용해요.

하 ☐

57 사고력을 키우는 수수께끼

수수께끼는 어휘력뿐만 아니라 추리력, 상상력을 키워줍니다.
다음 수수께끼 문제를 읽고 빈칸에 글을 넣어 답을 완성해보세요.

문은 문인데 돌아다니는 문은?

| 소 | |

아무리 마셔도 배가 부르지 않은 것은?

| | 기 |

아몬드가 죽으면?

| 다 | | | |

물속에서 태어났지만 물 밖에서만 볼 수 있고 물에 들어가면 보이지 않는 것은?

| | 금 |

먹지 않았는데도 먹었다고 하는 것은?

| | 이 |

말은 말인데 타지 못하는 말은?

| 거 | | |

산은 산인데 메고 있다가 타고 내려오는 산은?

| 낙 | | |

밥을 주기만 하고 먹지는 못하는 것은?

| | 주 | |

배 위에 올려놓는 불은?

| | 이 | |

사람들이 특히 싫어하는 거리는?

| 걱 | | | |

58 수어 이해하기

수어는 손으로 말하고 눈으로 듣는 언어입니다.
다음 그림을 보고 어떤 말을 뜻하는 수어인지 맞는 것에 V표 하세요.

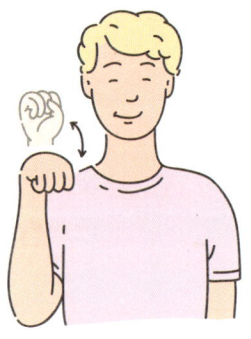

- ☐ 배불러.
- ☐ 빨리 가.
- ☐ 응, 그래.

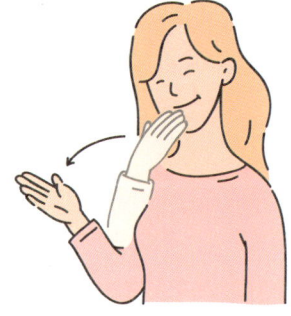

- ☐ 고마워.
- ☐ 멋있어.
- ☐ 맛있어.

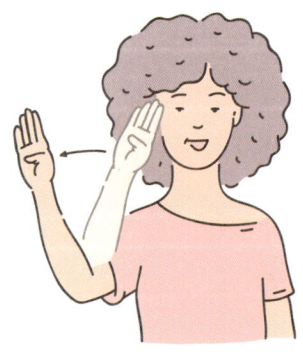

- ☐ 즐거워.
- ☐ 안녕.
- ☐ 멋있어.

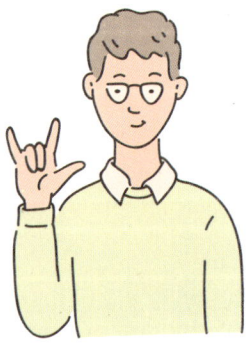

- ☐ 사랑해.
- ☐ 너무해.
- ☐ 배고파.

59 어휘가 부족하면 생기는 일

한 모임에서 독서토론을 하다가 B가 정치 현안에 대해 언급했습니다.
이에 대해 A가 다음과 같이 말하면서 B가 화를 냈습니다.
다음 대화를 읽고 왜 다툼이 생겼는지 찾아 V표 하세요.

> A : 독서모임에서는 책 이외의 정치적 사건은 되도록
> 삼가셨으면 좋겠습니다. 서로 생각이 다를 수도 있으니까요.
>
> B : 제 생각을 '사견'이라고 하니 불쾌하네요.
> '올바르지 못한 생각'을 '사견'이라고 하는데,
> 정치 성향이 다르다고 저를 매도하는 건가요?

☐ A가 기분 나쁘게 '사견'이라는 표현을 했다.
☐ B가 '사견'이라는 표현에 기분 나쁠 수는 있으나 과하게 화를 냈다.
☐ A가 말한 '사건'의 뜻을 B가 오해했다.
☐ A가 '사견'이라는 말로 B를 공격했다.

60 이미지로 문해력 키우기

1) 사진을 보고 다음에 일어날 장면으로 어울리지 않는 것에 V표 하세요.

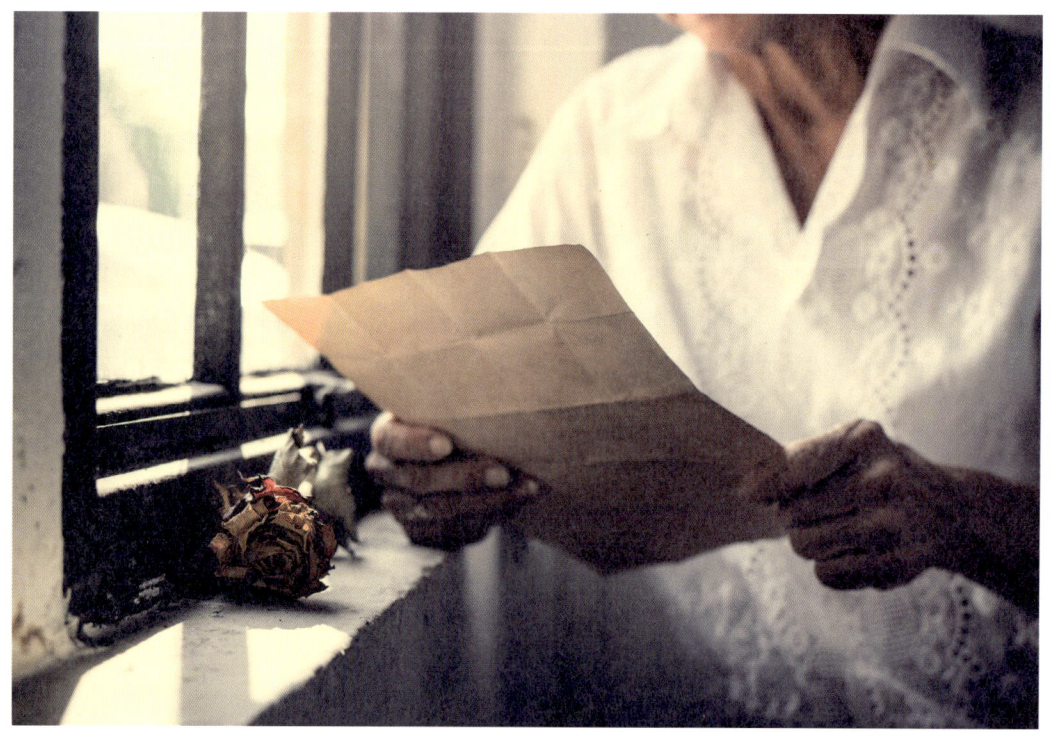

☐ 노인이 편지를 품에 안고 눈물에 젖는다.
☐ 노인이 미소를 지으며 편지를 읽는다.
☐ 노인이 책상에 앉아 답장을 쓴다.
☐ 노인이 창밖을 보며 생각에 잠긴다.
☐ 노인이 에어로빅을 한다.

2) 사진이 전하는 메시지가 아닌 것에 V표 하세요.

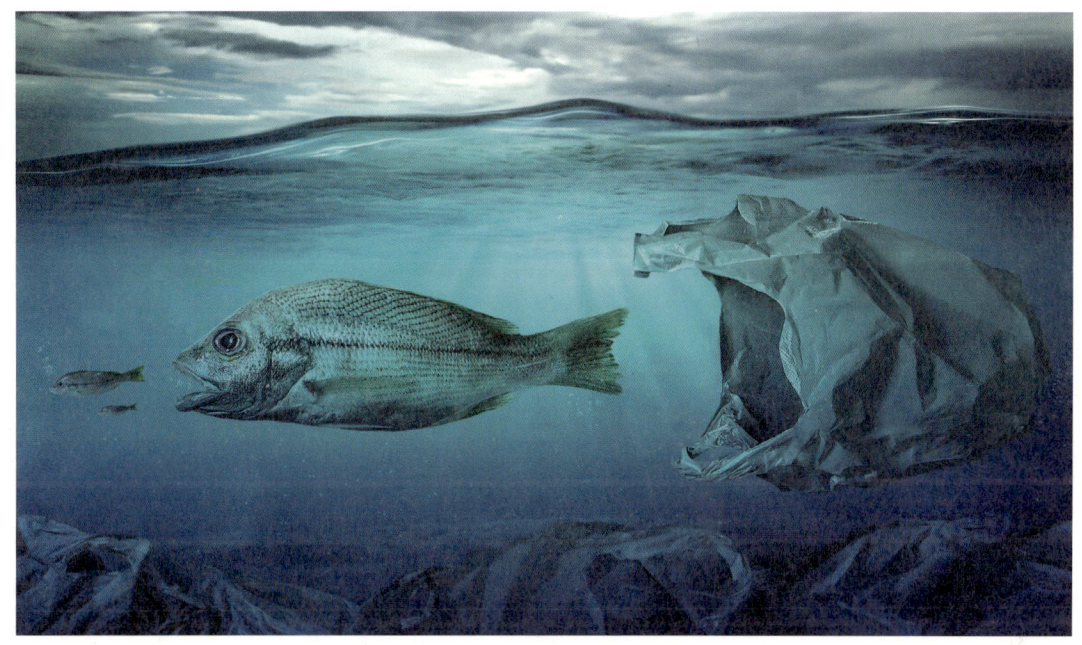

☐ 상어를 비닐봉투로 표현했다.
☐ 바닷속 환경오염을 경고했다.
☐ 물고기들이 물속에서 자유롭게 헤엄치고 있다.
☐ 함부로 버려진 비닐이 얼마나 위험한지 알리고 있다.
☐ 무심코 버리는 비닐이 생태계를 파괴한다는 뜻이다.

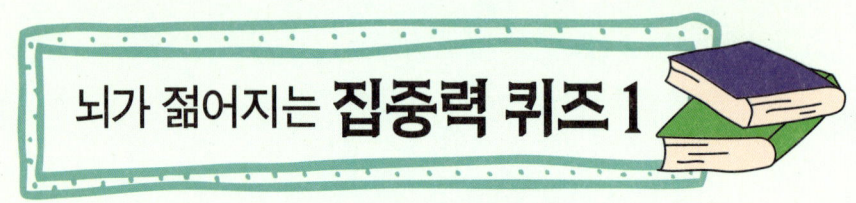

뇌가 젊어지는 집중력 퀴즈 1

미로 속 트로피를 찾으려면 4개의 별에서 출발해 미로를 통과해야 합니다. 4개의 별 중 어느 곳에서 출발해야 트로피가 있는 곳까지 갈 수 있는지 선을 그어보세요.

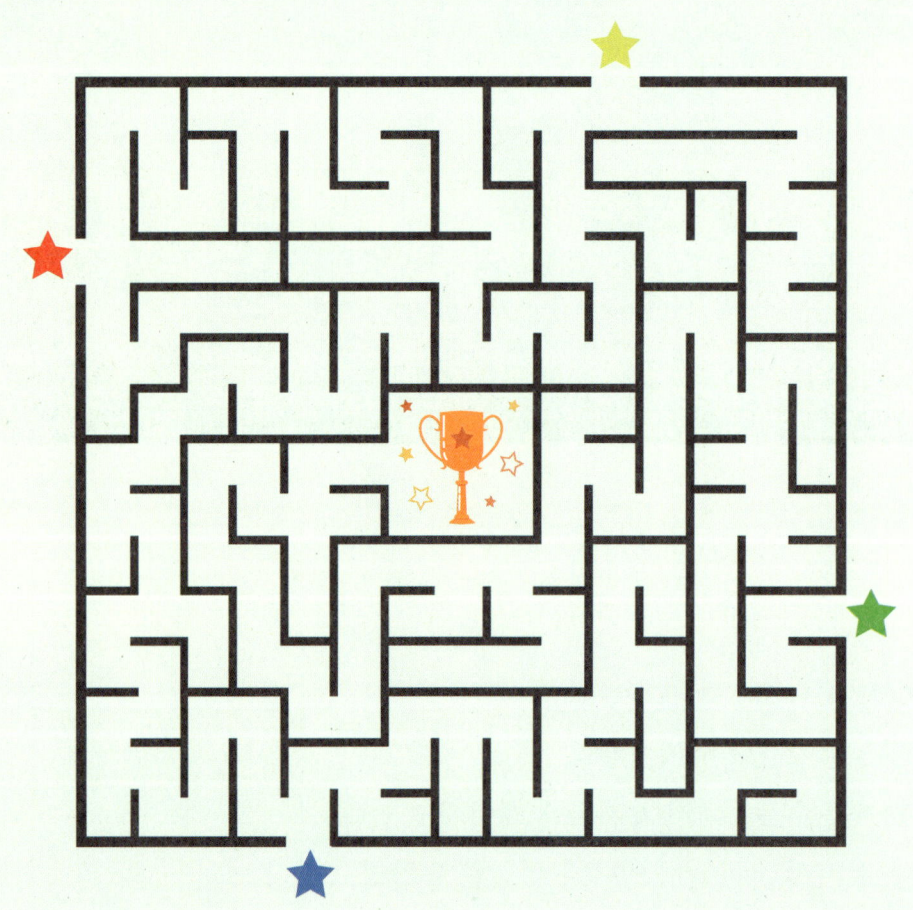

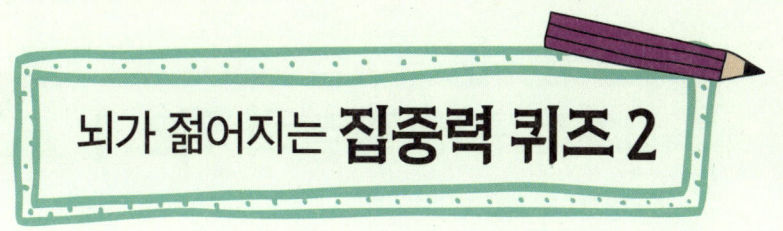

뇌가 젊어지는 **집중력 퀴즈 2**

왼쪽에 있는 원 안에 여러 가지 모형이 들어 있어요.
그 모형과 똑같은 모형을 오른쪽에서 찾아 연결해보세요.

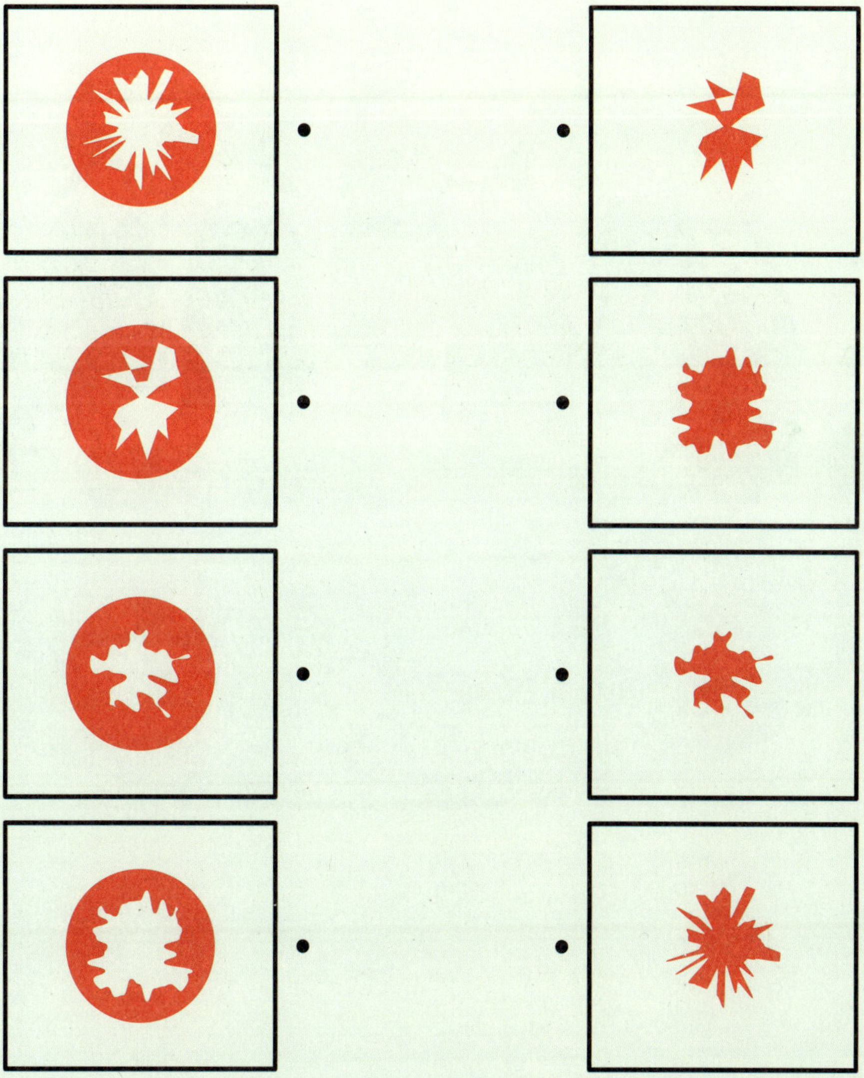

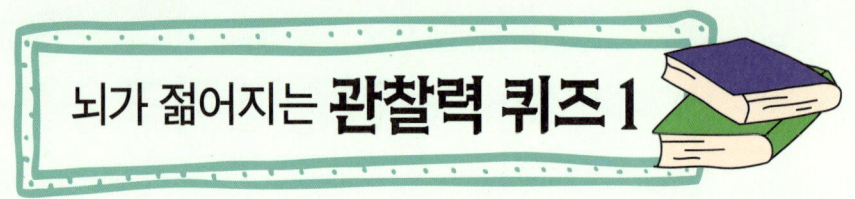

여러 명의 마법사 중에서 물에 비친 모습과 동일한 마법사를 찾아 동그라미 하세요.

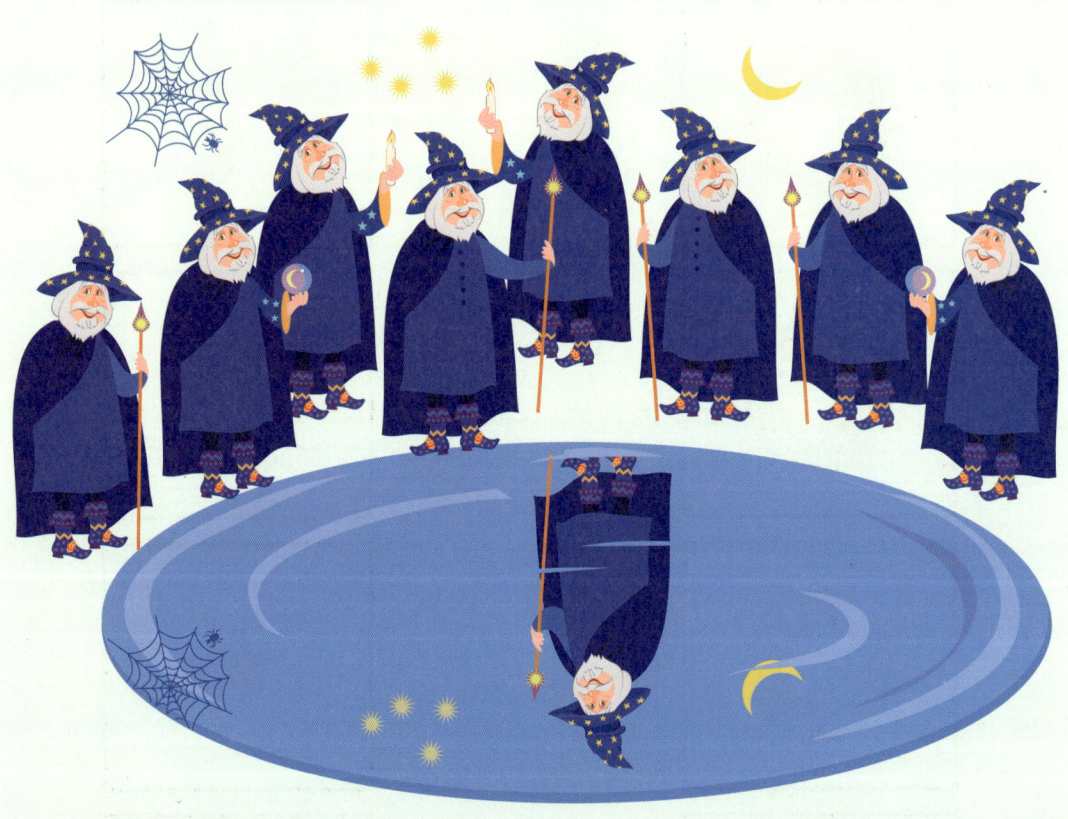

뇌가 젊어지는 **관찰력 퀴즈 2**

가게에 숨어 있는 무, 아이스크림, 치즈, 당근을 찾아 동그라미 하세요.
(단, 색이 조금 다를 수 있어요.)

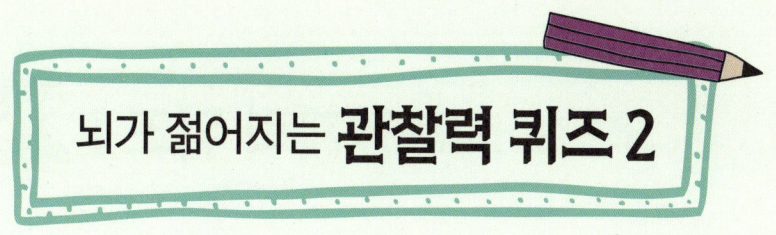

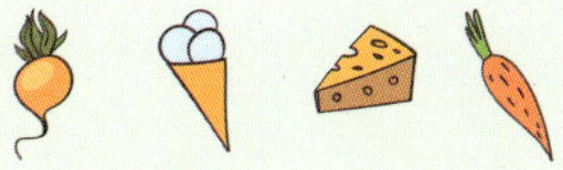

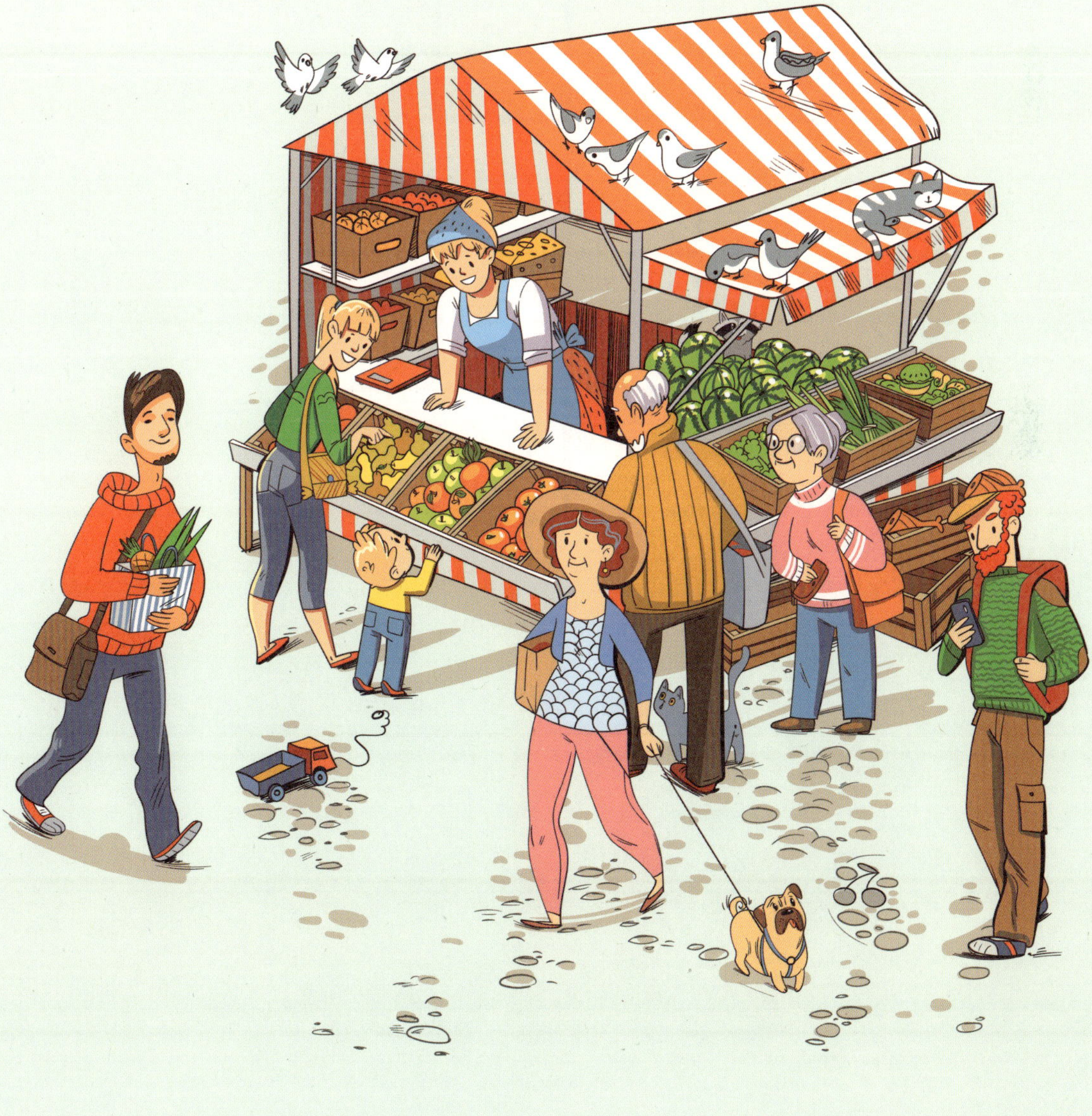

뇌가 젊어지는 **인지력 퀴즈 1**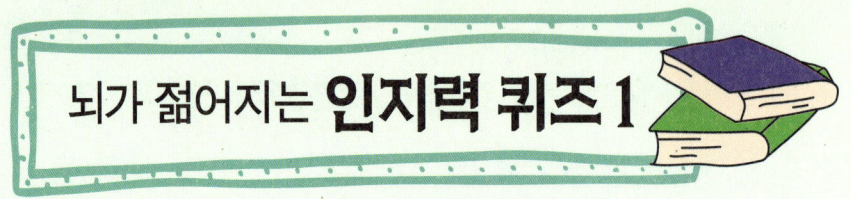

가로세로 낱말을 자유롭게 채워 완성해보세요.

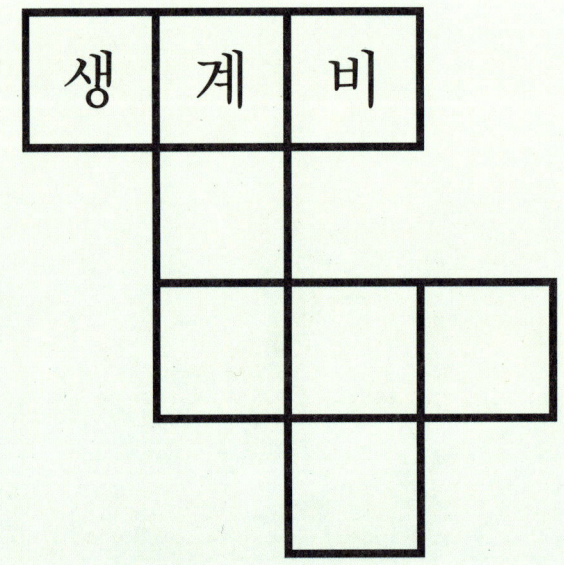

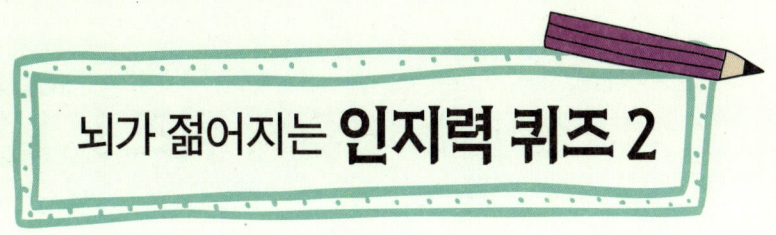

가로, 세로, 대각선에 숨어 있는 단어 2개를 찾아보세요.

육	교	숭	좔
터	죨	막	꽝
푸	많	터	핑
맙	담	넌	널

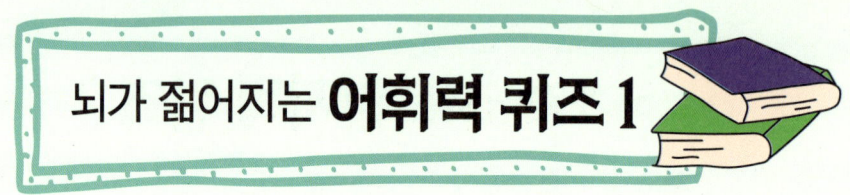

표에 있는 글자를 조합해 빈칸에 들어갈 단어를 만들어보세요.

두	게	더
지	종	형
이	인	임

학교 앞 문방구에서 크게 유행했던 추억의 게임 중 하나.
게임기에서 두더지가 올라오면 망치로 힘껏 내리치며
스트레스를 날려 보냈다.　　　　　　　　　　(　　　　　)

여자아이들이 특히 좋아했던 추억의 놀이 중 하나.
종이를 잘라 원하는 옷으로 갈아입힐 수 있었다.　(　　　　　)

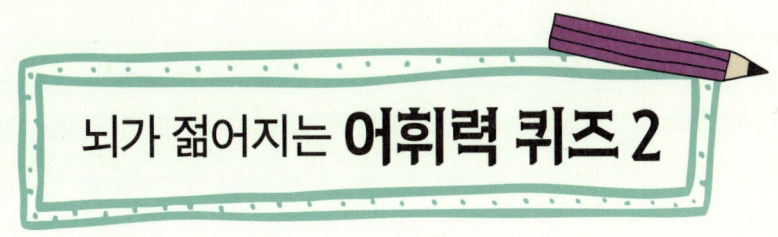

다음 그림을 글로 표현한 문장에서 올바르게 표기된 말을 골라 아래에 적어보세요.

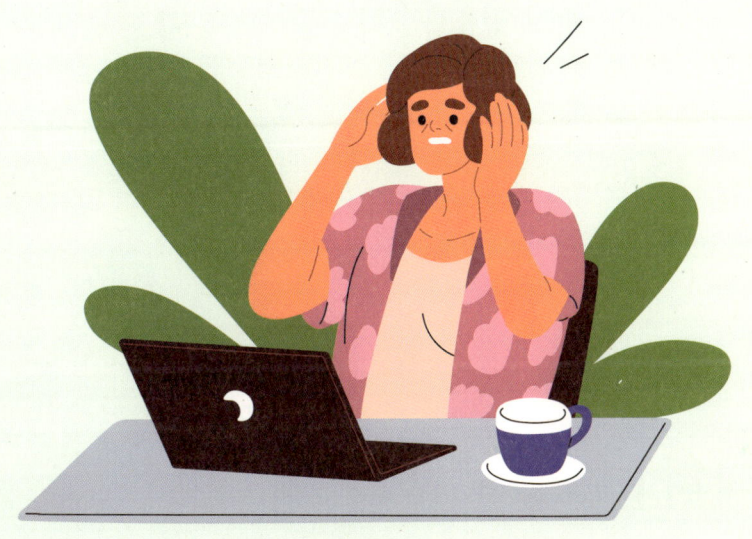

실수로 물건을 잘못 산 것을 알게 되자 머릿속이 (새하얘졌다 / 새하예졌다).

_____

다음에는 (꼼꼼히 / 꼼꼼이) 확인한 후 온라인쇼핑을 해야겠다고 마음먹었다.

_____

61 어휘력 기본 테스트

얼마나 많은 어휘를 알고 있나요?
보기처럼 앞 글자로 시작하는 낱말을 생각나는 대로 적어보세요.

| 차 | 량 | | | 차 | 이 | 점 | | 차 | 감 | 하 | 다 |

1) '타'로 시작하는 낱말을 적어보세요.

타		
타		
타		
타		
타		
타		

2) '하'로 시작하는 낱말을 적어보세요.

하		
하		
하		
하		
하		
하		

62 알고 있는 어휘로 끝말잇기

낱말의 끝말이 다음 낱말의 첫 글자가 되도록 꼬리에 꼬리를 이어 적어보세요.

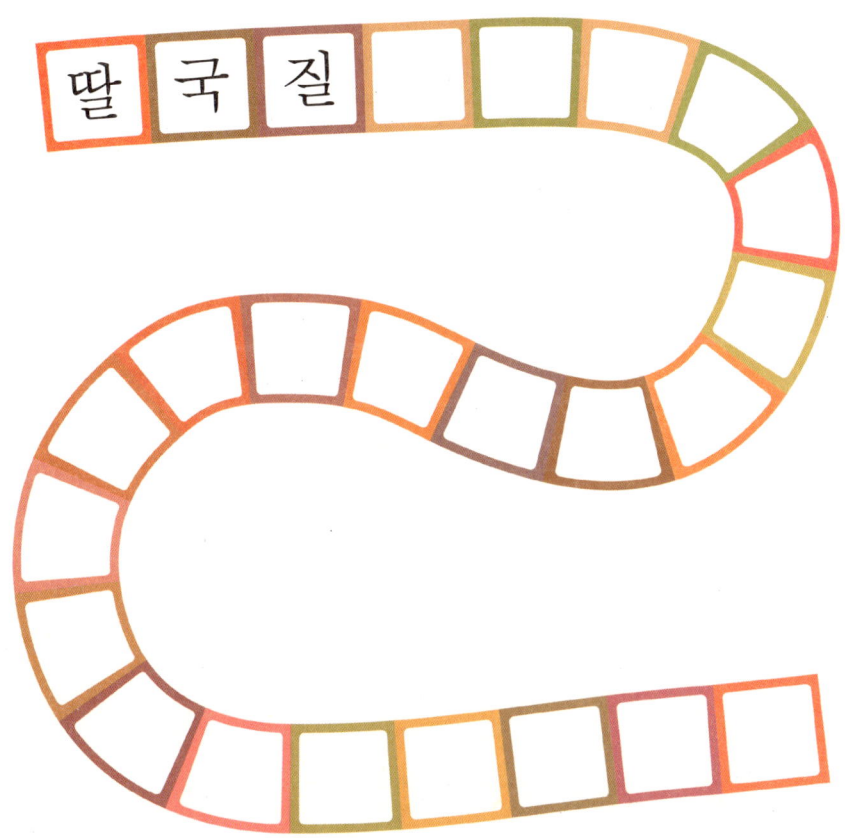

63 좋은 어휘로 풍미를 더하기

보기에서 알맞은 말을 골라 아래의 문장을 멋지게 완성해보세요.

> 고의   매개   여가   유년   대면

1) 독감은 대개 감염환자의 침을 (   )로 전파된다.

2) 아버지는 가끔 행복했던 (   ) 시절을 떠올리신다.

3) (   )가 아닌 실수였다면 너그럽게 용서해주실 거야.

4) 그는 바쁜 와중에도 (   )를 이용해 악기를 배운다.

5) 두 사람은 처음으로 (   )했지만 어색해하지 않았다.

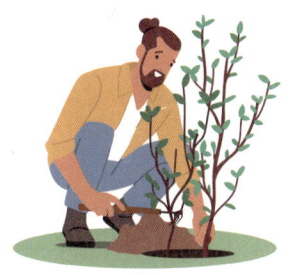

선호   각오   일쑤   자제   폐지   검색

6) 그는 이번이 마지막 기회라고 생각하고 모든 것을 내던질 (   )를 했다.

7) 은어와 비속어의 사용을 (   )하기 위한 방안을 마련해야 한다.

8) 그녀는 젊은 시절에 일도 안 하고 놀러 다니기 (   )였다.

9) 기후위기에 대한 관심이 커짐에 따라 재활용 물품에 대한 (   )가 높아졌다.

10) 인터넷으로 궁금한 것을 뭐든 (   )할 수 있다.

11) 우리나라의 신분제도는 1894년 갑오개혁 때 (   )되었다.

64 사자성어 이해하기

사자성어가 어떤 뜻인지 알면 글을 읽거나 쓸 때, 대화할 때 큰 도움이 됩니다.
다음 사자성어의 알맞은 뜻을 찾아 선으로 이어보세요.

과이불개(過而不改) •	• 나는 옳고 남은 그르다.
아시타비(我是他非) •	• 잘못을 하고도 고치지 않는다.
지록위마(指鹿爲馬) •	• 아무런 도움도 받지 못한 채 홀로 외로이 서 있다.
고립무원(孤立無援) •	• 진실과 거짓을 제멋대로 조작하고 속이다.
이전투구(泥田鬪狗) •	• 명분이 서지 않는 일로 싸우거나 체면을 돌보지 않고 이익을 다툰다.

조삼모사(朝三暮四) •	• 큰 목적을 위해 아끼는 사람을 버린다.
읍참마속(泣斬馬謖) •	• 잔꾀로 남을 속이다.
상전벽해(桑田碧海) •	• 세상일이 세월에 따라 변화가 심하다.
고진감래(苦盡甘來) •	• 자신이 저지른 일은 자신이 해결해야 한다.
결자해지(結者解之) •	• 고생 끝에 즐거움이 온다.
제구포신(除舊布新) •	• 낡은 것을 버리고 새로운 것을 펼치다.

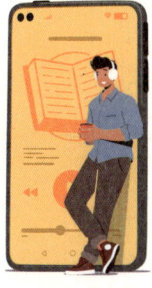

65 색깔을 다른 어휘로 표현하기

우리말에는 색깔을 다양하게 표현하는 낱말들이 있습니다.
'노랑'을 '누렇다', '노르스름하다'로 바꿔 쓸 수 있는 것처럼,
'파랑'을 달리 표현하는 낱말을 네모 안에 써보세요.

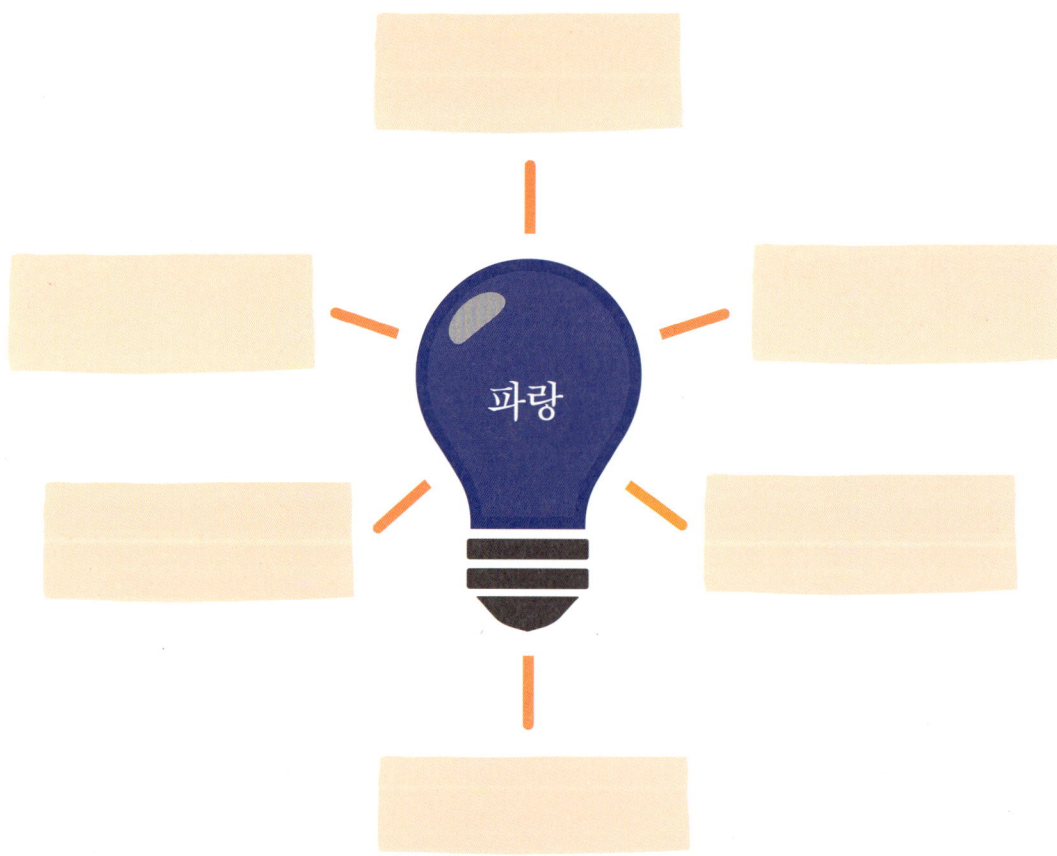

66 한 단어 속에 담긴 다채로운 뜻

1) 우리말에는 한 낱말이 여러 뜻으로 사용되는 경우가 있습니다.
보기의 '머리'도 그런 낱말입니다. '머리'가 문장에서 어떤 뜻으로 쓰였는지 알맞은 설명에 V표 하세요.

> 그는 행동이 민첩한 데다 머리까지 뛰어났다.

- ☐ 생각하고 판단하는 능력
- ☐ 머리에 난 털
- ☐ 단체의 우두머리

2) '내지르다'라는 낱말도 문장에서 여러 뜻으로 쓰입니다.
보기에서 사용된 '내지르다'의 의미와 같은 것에 V표 하세요.

> 이왕 일을 내질렀으니 앞만 보고 달리는 수밖에 없어.

- ☐ 그녀는 밑도 끝도 없이 소리를 크게 내질렀다.
- ☐ 이 일은 절대 포기 못해. 그냥 내지를 거야.
- ☐ 자식들을 일곱이나 내질러 놓았으니 먹고살 일이 막막하다.
- ☐ 그는 허공을 향해 주먹 힘껏 내질러 보였다.

67 의미가 비슷한 말

말소리는 다르지만 뜻이 서로 비슷한 낱말들을 '유의어'라고 합니다.
다음 낱말의 묶음 중에서 유의어가 아닌 것을 모두 찾아 적어보세요.

깔끔하다 — 정갈하다
아쉽게도 — 안타깝게도
우연히 — 어쩌다
속삭이다 — 소곤거리다
망설이다 — 머뭇거리다
시치미 — 수세미
깔끔하게 — 단정하게
흠칫 — 우쭐
뚫어져라 — 빤히

_____

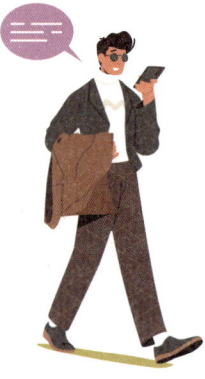

68 다채롭게 쓰는 말

1) 다음 문장을 읽고 밑줄 친 낱말의 뜻과 다른 것에 V표 하세요.

> 오염 성분이 공기 중에 노출되면 사람에게 영향을 미치지만,
> 생태계에 미치는 영향은 아직까지 불분명하다.

☐ 아리송　　☐ 알쏭달쏭　　☐ 모호　　☐ 분명

2) '더하다'가 문장에서 어떤 뜻으로 쓰였는지 맞는 설명을 찾아 선으로 이어보세요.

추위가 작년보다 올해가 더하다.	어떤 요소가 더 있게 하다.
병세가 날이 갈수록 더하다.	어떤 기준보다 정도가 심하다.
축구 경기가 후반전으로 갈수록 재미를 더한다.	더 보태어 늘리다.
작년에 적금한 돈과 용돈을 더해서 아이폰을 샀다.	정도나 상태가 더 심하게 되다.

69 반대말 찾기

1) 다음 문장을 읽고 밑줄 친 낱말의 뜻과 반대되는 것에 V표 하세요.

그는 담배를 끊으라는 <u>권고</u>를 무시하고
흡연을 하다가 건강을 해치고 말았다.

☐ 권유　　☐ 반대　　☐ 충고　　☐ 조언

**2) 다음은 두 개의 낱말로 이루어진 묶음입니다.
이중에서 반대말로 이루어진 묶음이 아닌 것에 V표 하세요.**

☐ 근면 — 태만　　☐ 귀하다 — 천하다
☐ 근심 — 안심　　☐ 이기다 — 지다
☐ 묶이다 — 맥이다

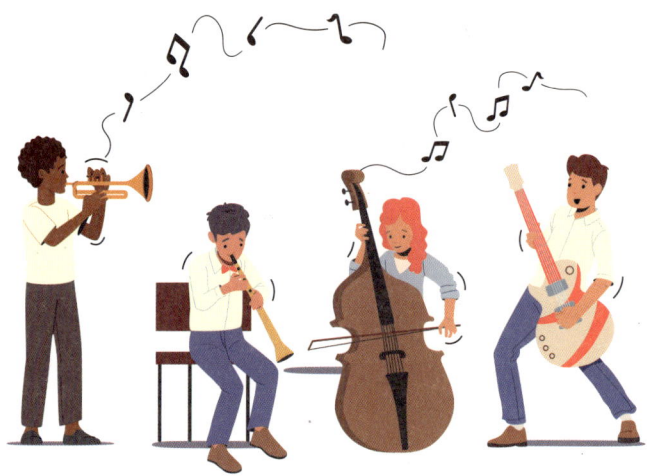

70 우리말 바로쓰기

1) 다음 문장을 읽고 (　　)에 들어갈 낱말들이 맞춤법에 맞게 적힌 것에 V표 하세요.

> (　①　)으로 쓰러진 아버지를 (　②　) (　③　) 하고 싶었다.
> 더 이상 지체할 수가 없어서 전국의 (　④　)하는
> 의사들을 급히 찾아나섰다.

　　　　①　　　　②　　　③　　　④
☐ 뇌졸중 — 깨끗이 — 낫게 — 내로라
☐ 뇌졸중 — 깨끗히 — 낮게 — 내노라
☐ 뇌졸증 — 깨끗이 — 낫게 — 내노라
☐ 뇌졸증 — 깨끗이 — 낮게 — 내로라

2) 우리말에는 물건의 개수를 세는 다양한 고유어가 있습니다.
물건의 개수를 세는 말 중에서 틀린 것을 적어보세요.

> 벼 백 개　　논 세 마지기　　국수 세 사리　　신문 만 부
> 　　담배 두 개비　　논밭 여섯 필

_____

71 딱 맞는 낱말로 명료한 문장 만들기

빈칸에 들어갈 낱말을 보기에서 골라 문장을 완성하세요.

신용   만용

한번 [　　] 을 잃게 되면 가까운 사이라도 회복하기 어렵다.

가설   바탕

이 드라마는 실제 사건을 [　　] 으로 만들어졌다.

공존   공멸

문학작품에는 선과 악이 [　　] 한다.

웬만한   우연한

손을 씻기만 해도 [　　] 감염병은 예방할 수 있다.

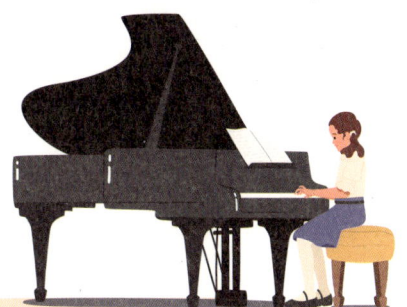

체결   유도

그 매장은 할인을 크게 해서 손님들의 구매력을 크게 □□ 했다.

유발   발발

그 광고는 사람들의 흥미를 □□ 했다.

기대   기도

아무런 노력 없이 성공을 □□ 하는 것은 어리석은 행위다.

어려운   편안한

□□□ 상황이지만 이럴 때일수록 우리 모두 힘을 모아야 한다.

72 낱말 뜻 이해력 테스트

다음은 각종 문서에 사용되는 어려운 말들을 쉽게 바꾼 것입니다.
이중에서 어울리지 않는 것에 V표 하세요.

문서에서 쓰는 말	쉽게 바꾼 말	
당일	그날	☐
대납	대신 내다	☐
도용하다	몰래 쓰다	☐
독거노인	홀몸 노인	☐
동종	같은 종류	☐
매뉴얼	설명서	☐
면탈하다	바꾸다	☐
명도하다	넘겨주다	☐
명시하다	분명하게 밝히다	☐
미납하다	아직 내지 못하다	☐
변제하다	갚다	☐
비치하다	갖다두다	☐

73 긴 말보다 촌철살인의 어휘로!

1) 한자성어는 4개의 한자로 교훈과 지혜를 주는 요긴한 글자입니다.
다음 글을 읽고 어떤 한자성어로 표현할 수 있는지 알맞은 말에 V표 하세요.

> 매일 아침마다 운동을 하고 담배를 끊겠다고 결심했는데,
> 일주일도 안 돼서 흐지부지되었다.

☐ 동문서답(東問西答)   ☐ 안하무인(眼下無人)
☐ 속수무책(束手無策)   ☐ 작심삼일(作心三日)

2) 밑줄 친 글을 한자성어로 표현할 경우 맞는 것에 V표 하세요.

> 그 개그맨은 10년 동안의 긴 무명 생활을 견디며
> 자신만의 콘텐츠를 개발해 성공했다.
> 그는 고생 끝에 성공한 '희망의 아이콘'으로 크게 주목 받고 있다.

☐ 초지일관(初志一貫)   ☐ 고진감래(苦盡甘來)
☐ 십중팔구(十中八九)   ☐ 과유불급(過猶不及)

74 웃으면서 핵심을 찌르는 속담

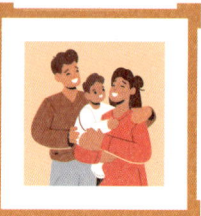

1) 우리나라 속담은 비유와 상징을 통해 풍자와 교훈을 전해줍니다.
다음 글을 읽고 적절한 낱말을 넣어 똑같은 뜻의 속담을 완성해보세요.

> 실력이 조금 낫고 못한 정도의 차이는 있으나 본질적으로는 차이가 없다.
> 오십보백보(五十步百步)와 같은 말이다.

(   ) 키 재기

> 무슨 일이든 가장 절실하게 필요한 사람이 그 일을 서둘러 시작하게 된다.

(   ) 사람이 (   ) 판다.

2) 다음 글이 어떤 속담을 뜻하는지 문항에서 찾아 V표 하세요.

> 상황에 맞지 않게 엉뚱한 소리를 한다.

☐ 자다가 봉창 엎는다.   ☐ 자다가 봉창 두드린다.
☐ 느닷없이 봉창 소리를 지른다.   ☐ 갑자기 봉창 소리를 낸다.

75 표정을 글로 표현하기

사람들과 SNS로 대화할 때 감정 이모티콘을 자주 씁니다.
다음 이모티콘을 보고 어떤 감정을 표현하고 있는지 자유롭게 적어보세요.

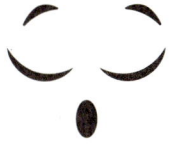 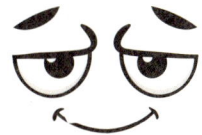 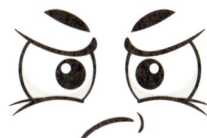

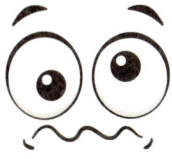 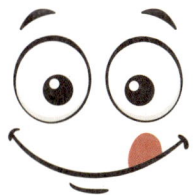 

 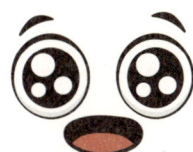 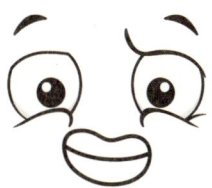

76 연상력을 키우는 퀴즈

다음 문장을 순서대로 읽으며 어떤 낱말을 뜻하는지 빈칸에 적어보세요.

질문에 답을 해줘요.
은행, 보험사, 쇼핑몰 등에서 많이 사용해요.
반복해서 물어도 절대로 화내지 않아요.
인건비를 줄이기 위해 기업들이 도입한 대화용 메신저예요.

| | 봇 |

사람마다 다르지만 조건이 맞으면 서로 주고받을 수도 있어요.
란트슈타이너 박사가 발견했어요.
지금의 과학기술로도 이것은 만들어낼 수 없어요.
성격과 관련 있다고 믿는 사람도 있어요.

| | | 형 |

지구를 감싸고 있으면서 태양으로부터 오는 자외선을 막아주는 기체예요.
최근 이곳에 구멍이 뚫리면서 문제가 되고 있어요.
산소원자 3개로 되어 있고 살균이나 악취 제거에 유용해요.
공기 중에 농도가 진해지면 경보가 발령되어요.

| 오 | |

남자보다 여자들이 많이 겪는 증상이에요.
성호르몬 분비가 급격하게 줄면서 생겨요.
불면증과 발열, 짜증과 불안감 등이 나타나요.
심하면 호르몬 치료가 필요해요.

| | 년 | |

무기질 중 하나로 스트레스를 줄이고 마음을 차분하게 해줘요.
시금치, 바나나, 미역, 고등어 등에 많이 들어 있어요.
원자번호 12번인 원소예요.
부족하면 눈꺼풀이 떨리기도 해요.

| | 네 | |

137억 년 전에 대폭발로 우주가 시작되었다는 이론이에요.
'큰 폭발'이라는 뜻을 가지고 있어요.
벨기에의 르메트르가 처음 주장했어요.
반대 주장은 '정상 우주론'이에요.

| 빅 | | |

77 사고력을 키우는 수수께끼

수수께끼는 어휘력뿐만 아니라 추리력, 상상력을 키워줍니다.
다음 수수께끼 문제를 읽고 빈칸에 글을 넣어 답을 완성해보세요.

물고기가 싫어하는 물은?
| 그 | |

아무 죄도 없는데 늘 빌고 있는 곤충은?
| | 리 |

떡 중에서 가장 빨리 먹는 떡은?
| 헐 | | |

세상에서 제일 빠른 새는?
| 눈 | | 할 | |

가장 빠른 개는?
| | 개 |

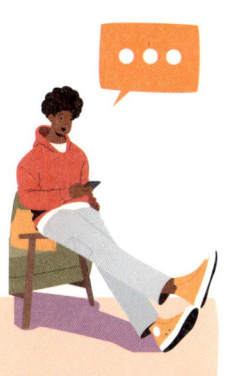

날마다 가슴에 흑심을 품고 있는 것은?

| 연 | |

싸움을 즐겨하는 나라는?

| 칠 | |

안녕을 다섯 번 하면?

| 하 | 파 | | |

물이 아닌데 자기가 물이라고 말하는 것은?

| 나 | |

닦으면 닦을수록 더러워지는 것은?

| | 레 |

78 지도에 표시된 기호 이해하기

지도에는 건물과 장소가 작은 기호로 표시되어 있습니다.
다음 여행지도를 보고 각종 기호들이 무엇을 뜻하는지 어울리는 것끼리 선으로 이어보세요.

기호		의미
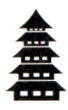	•	• 현금 출납기
	•	• 박물관
	•	• 사찰
	•	• 계곡
	•	• 음식점
	•	• 극장
	•	• 정비소
	•	• 해변

79 언어 감수성 키우기

흔히 쓰는 말 중에서 누군가를 차별하는 표현이 있는지 알아차리는 능력을 '언어 감수성'이라고 합니다. 다음 단어들이 무심코 사용되는 차별 표현임을 설명한 내용 중 맞지 않는 것에 V표 하세요.

☐ 정상인은 '비장애인'으로 고쳐야 한다.
➜ 왜냐하면 '정상인'이라는 단어는 장애인에 대한 차별일 수 있기 때문이다.

☐ 결손가족은 '한부모가족'으로 고쳐야 한다.
➜ 왜냐하면 부모가 양쪽 모두 있지 않은 가족은 '불완전한 가족'이라는 뜻이 숨어 있기 때문이다.

☐ 불우이웃은 '어려운 이웃'으로 고쳐야 한다.
➜ 왜냐하면 그들의 상황이 어렵다고 해서 딱한 사람으로 여기고 동정하면 안 되기 때문이다.

☐ 검둥이는 '흑형'으로 고쳐야 한다.
➜ 왜냐하면 검둥이는 흑인을 낮잡아 이르는 말이기 때문에 '형'이라는 말을 붙여 존중해야 한다.

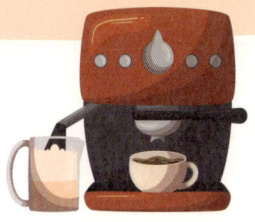

80 이미지로 문해력 키우기

1) 사진이 전하는 메시지로 맞는 것에 V표 하세요.

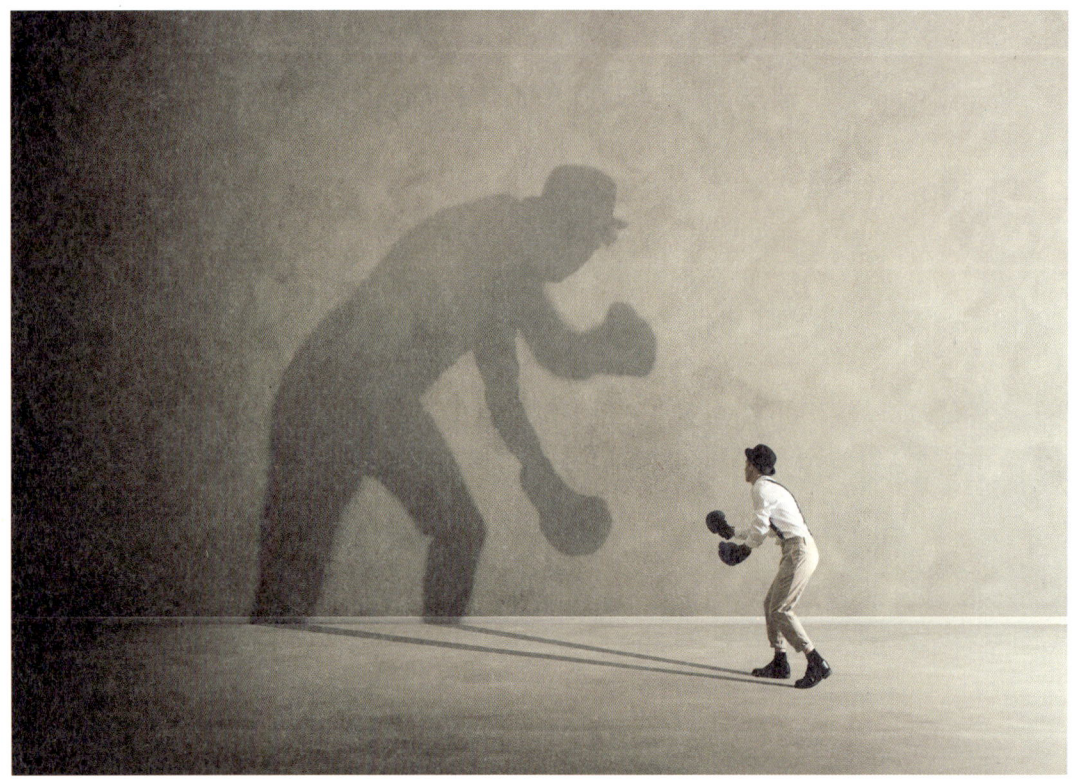

☐ 그림자는 남자의 내면이 투영된 존재다.
☐ 남자에게는 누나가 있다.
☐ 그림자는 남자와 악수하고 있다.
☐ 남자는 여름 휴가를 곧 떠날 예정이다.

2) 다음은 어떤 정책에 대한 찬반 여론을 조사해 발표한 결과입니다. 표에서 알 수 있는 것에 V표 하세요.

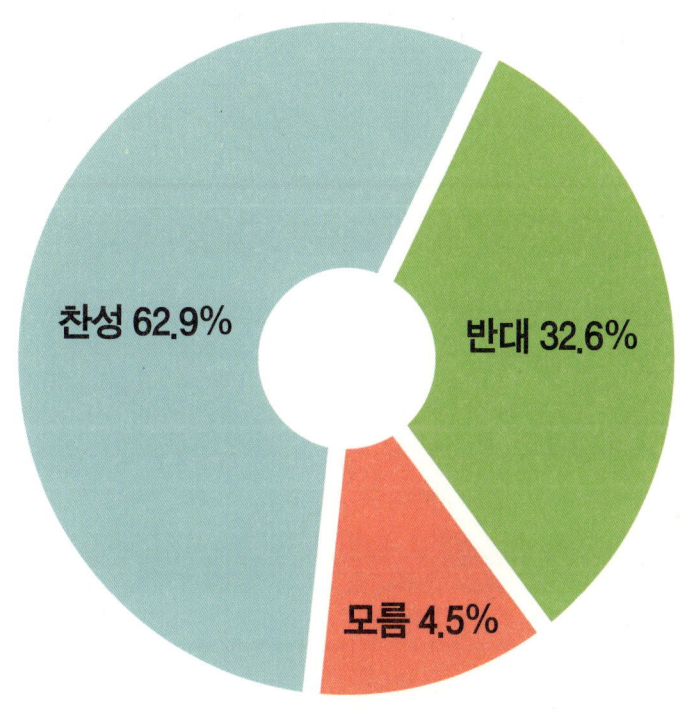

☐ 총 1000명을 대상으로 여론 조사를 했다.
☐ 과반수 이상이 정책을 찬성했다.
☐ 남성 참여자가 많다.
☐ 노인의 참여율이 적다.

뇌가 젊어지는 집중력 퀴즈 1

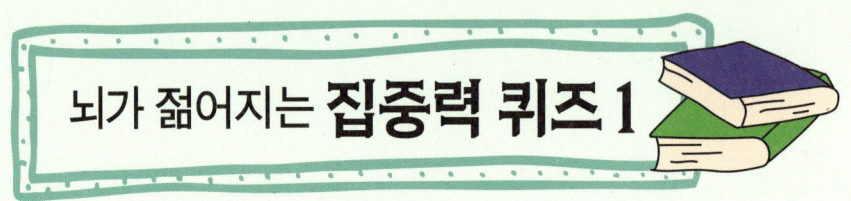

★로 표시된 포도 잎에서 출발해
◆로 나오는 길을 찾아 선으로 그어보세요.

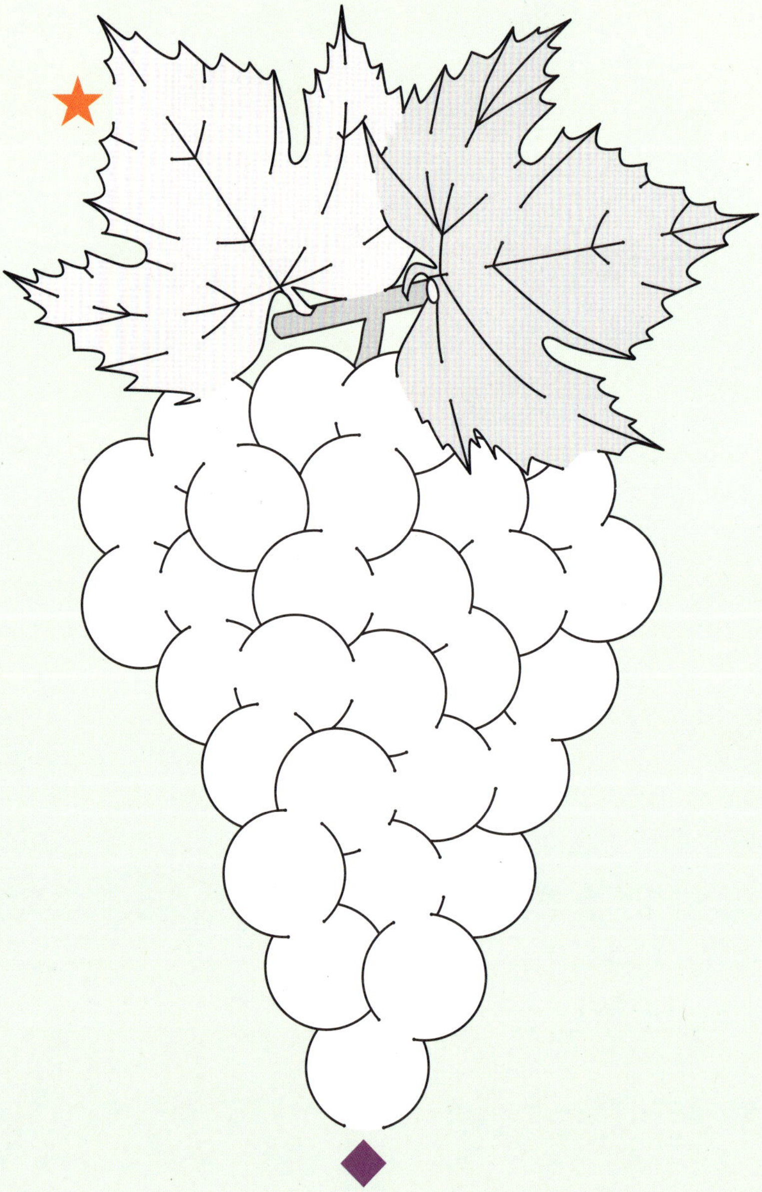

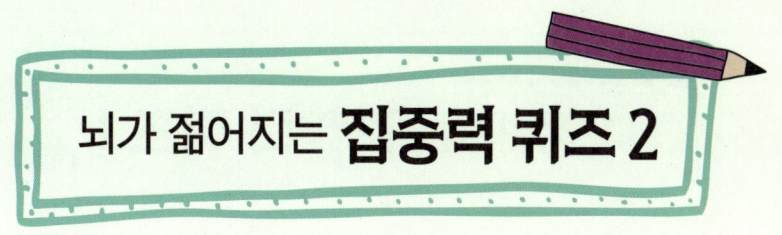

다음 중 어떤 큐브 조각이 들어가야 정사각형의 큐브를
완성할 수 있는지 맞는 것에 V표 하세요.

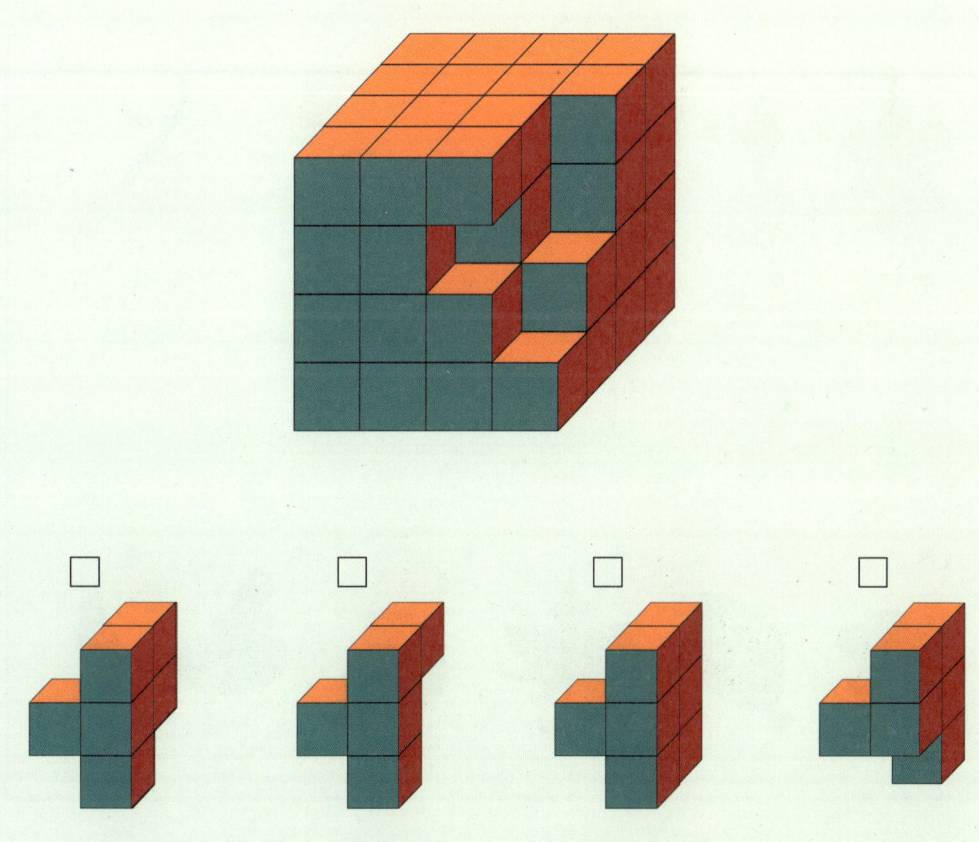

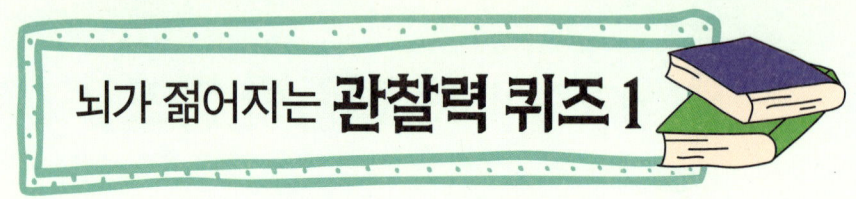

그림자로 비친 모습들 중에서 같은 것끼리 선으로 이어보세요.

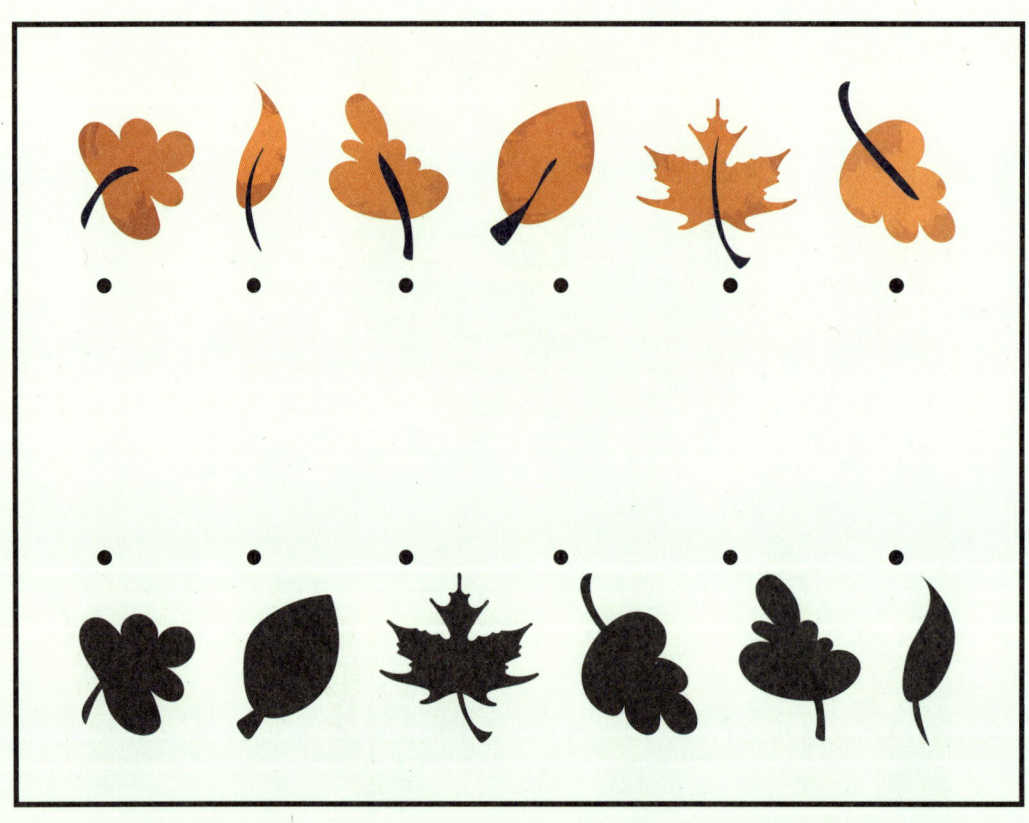

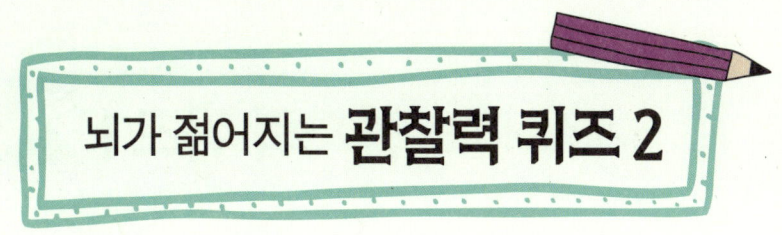

뇌가 젊어지는 **관찰력 퀴즈 2**

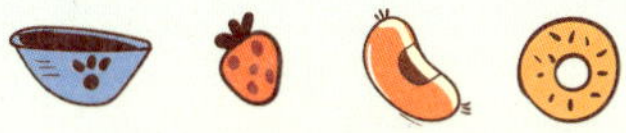

한 여성이 냉장고에서 간식을 꺼내 맛있게 먹고 있습니다.
그림 속에 숨어 있는 그릇, 딸기, 소시지, 파인애플 조각을 찾아보세요.
(단, 색이 조금 다를 수 있어요.)

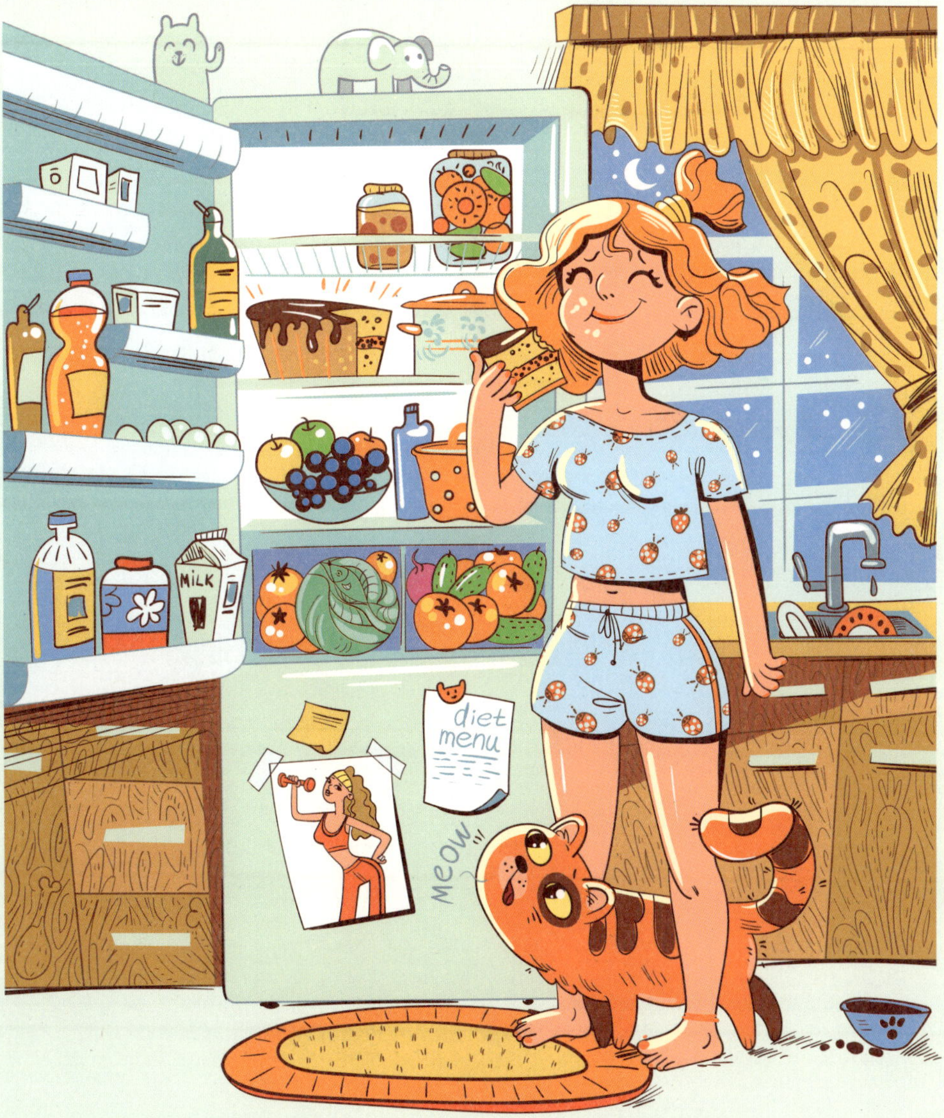

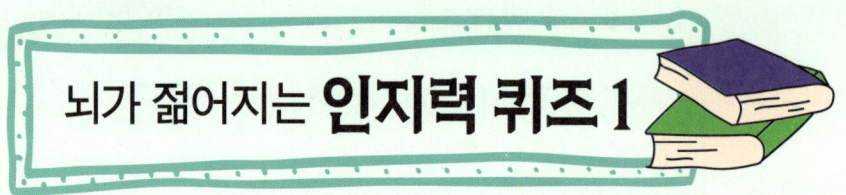

가로세로 낱말을 자유롭게 채워 완성해보세요.

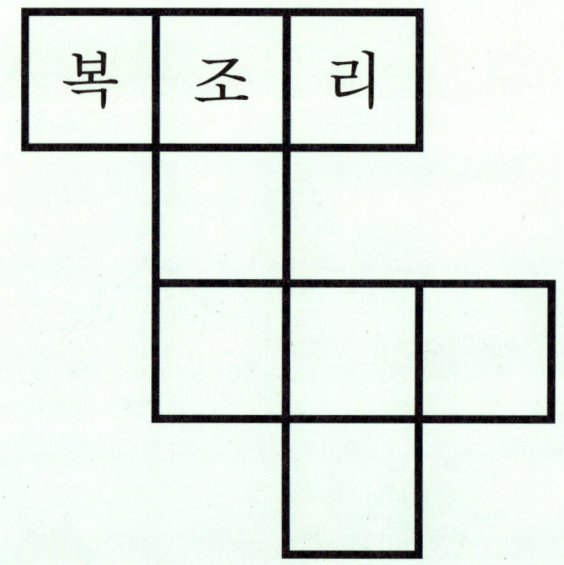

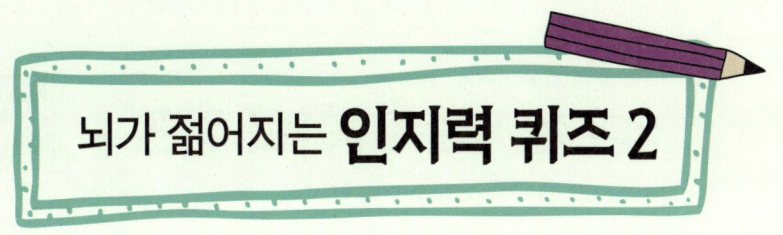

뇌가 젊어지는 **인지력 퀴즈 2**

가로, 세로, 대각선에 숨어 있는 단어 2개를 찾아보세요.

육	째	공	부
터	특	막	꿰
푸	뭘	산	핑
맙	례	공	품

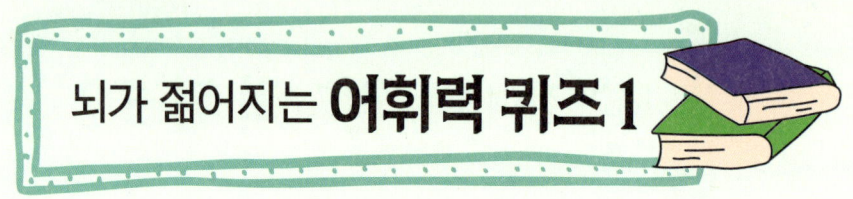

뇌가 젊어지는 어휘력 퀴즈 1

표에 있는 글자를 조합해 빈칸에 들어갈 단어를 만들어보세요.

나	카	바
지	팔	트
우	세	표

70년대에 우리나라에서 유행했던 패션. 허벅지는 딱 붙고
아래통이 넓은 바지. 지금은 '부츠컷'이라고 한다.   (   )

테이프를 사용하여 소리를 녹음하거나 재생할 수 있도록 만든 장치.
대표적인 제품으로 '워크맨'이 있다.   (   )

80년과 90년대에 유행했던 수집 취미로 크리스마스 씰로 발행된
이것을 모아 앨범으로 만들곤 했다.   (   )

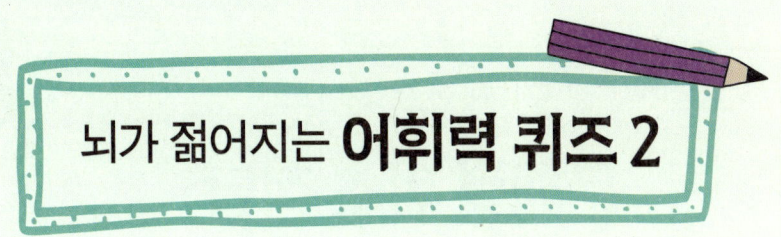

다음 그림을 글로 표현한 문장에서 올바르게 표기된 말을 골라 아래에 적어보세요.

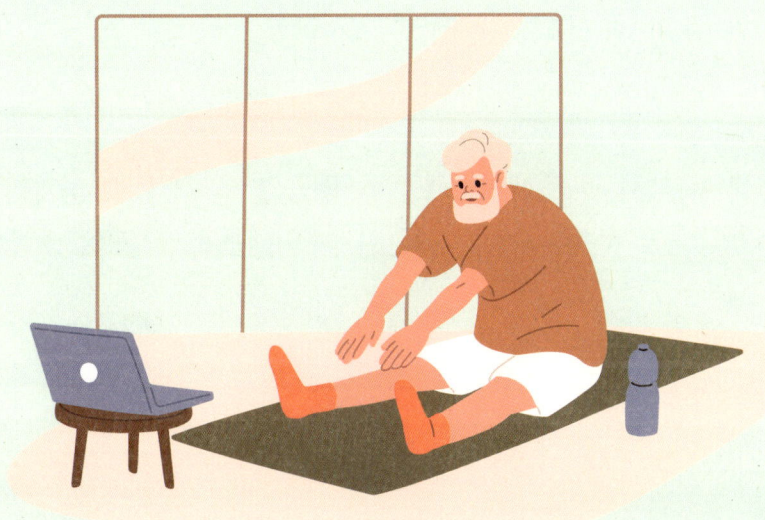

등을 (꼿꼿하게 / 꼳꼳하게) 펴서 스트레칭을 했다.

_____

(오랫만에 / 오랜만에) 운동하려니 몸이 말을 듣지 않았다.

_____

뇌가 젊어지는
문해력 퀴즈 정답

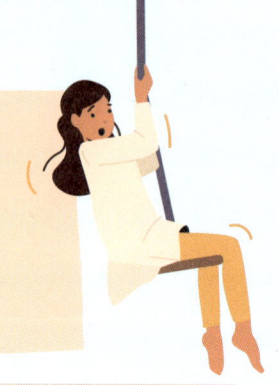

6쪽 ········ 01
정답 예
1) 나물, 나룻배, 나긋나긋 / 나귀, 나침반, 나뭇가지
2) 다리, 다람쥐, 다정다감 / 다작, 다가구, 다가서다

7쪽 ········ 02
정답 예 노란색 ➡ 색채 ➡ 채색 ➡ 색맹 ➡ 맹공격 ➡ 격상 ➡ 상거래 ➡ 래핑 ➡ 핑퐁 ➡ 퐁당퐁당 ➡ 당나귀 ➡ 귀걸이 ➡ 이해관계 ➡ 계절 ➡ 절기

8~9쪽 ········ 03
1) 누린내   2) 풍미   3) 구들구들   4) 갓   5) 먹방
6) 싱겁다   7) 쉬었다   8) 소식좌   9) 토렴   10) 달고나

10~11쪽 ········ 04

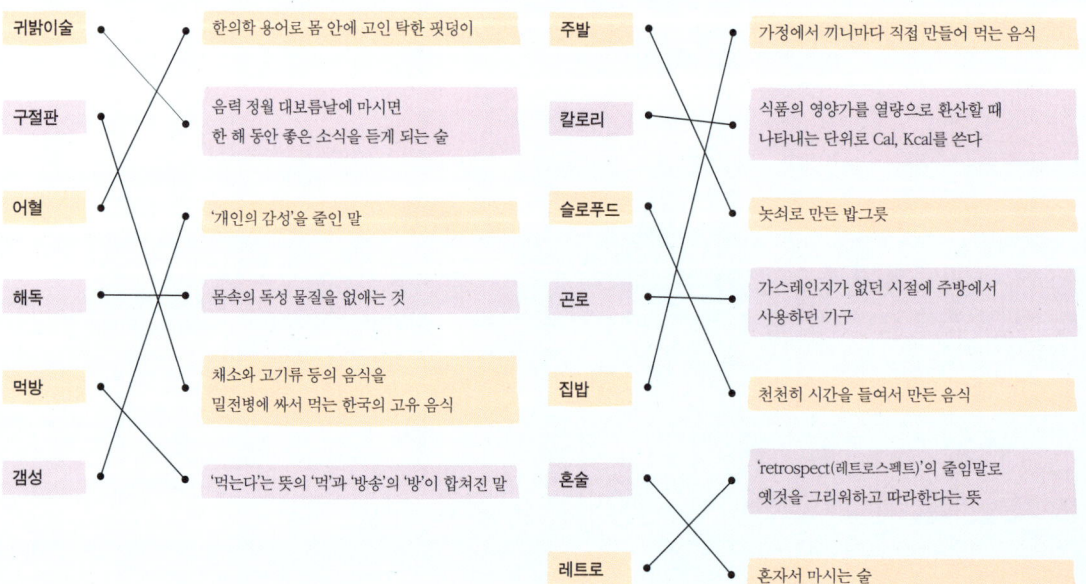

142

12쪽 ········ 05

정답 예 거무스름하다, 컴컴하다, 까맣다, 새까맣다, 어두컴컴하다, 검디검다

13쪽 ········ 06

1) ☑ 어떤 심리 상태가 나타난 형색
2) ☑ 국이 짜지도 맵지도 않아 내 입맛에 잘 맞는걸.

14쪽 ········ 07

☑ 서적 : 소설책, 잡지책, 요리책, 참고서

15쪽 ········ 08

1) ☑ 완만하다

2)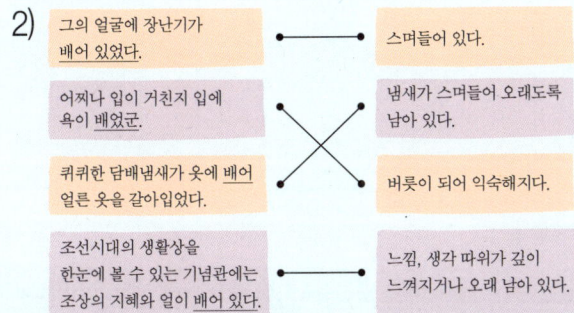

16쪽 ········ 09

1) ☑ 증오
2) ☑ 적다 — 작다

17쪽 ········ 10

1) ☑ 허투루
2) 고등어 두 개 ('고등어 두 손'이 바른 표기다.)

18~19쪽 ········ 11

등재, 초월, 발전, 담대, 필사, 계발, 언어, 축적

20쪽 ········ 12

☑ 을씨년스럽다 — 몹시 스산하고 쓸쓸하다

21쪽 ········ 13

1) ☑ 일석이조(一石二鳥)
2) ☑ 오리무중(五里霧中)

22쪽 ········ 14

1) 콩, 콩 / 굿, 떡
2) ☑ 개 꼬라지 미워 낙지 산다.

23쪽 ········ 15

정답예 행복하다, 놀랍다, 황당하다, 좋아하다, 증오하다, 난감하다, 미안하다, 즐겁다, 감동하다

24~25쪽 ········ 16

연탄, 감자, 오징어, 내복, 이순신, 헤르만 헤세

26~27쪽 ········ 17

바늘, 허수아비, 무지개, 현미경, 우체통, 젓가락, 고드름, 식초, 달팽이, 모자, 줄다리기

28쪽 ········ 18

☑ 이 식품을 다 먹는다면 65kcal를 섭취하는 것이다.

29쪽 ········ 19

가족관계증명서

30~31쪽 ········ 20

1) ☑ 케이크를 들고 있는 사람이 앞에 있다.
2) ☑ 소녀가 곰 인형을 사진 찍은 후 바위로 가서 인형을 갖고 온다.

32~33쪽 뇌가 젊어지는 집중력 퀴즈 1·2

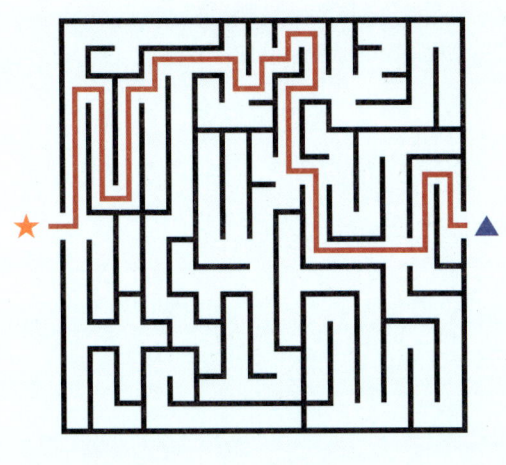
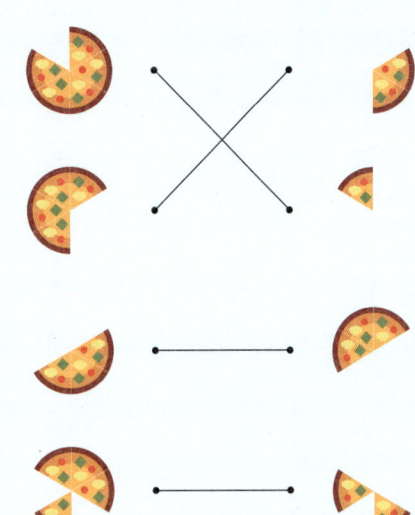

34~35쪽 뇌가 젊어지는 관찰력 퀴즈 1·2

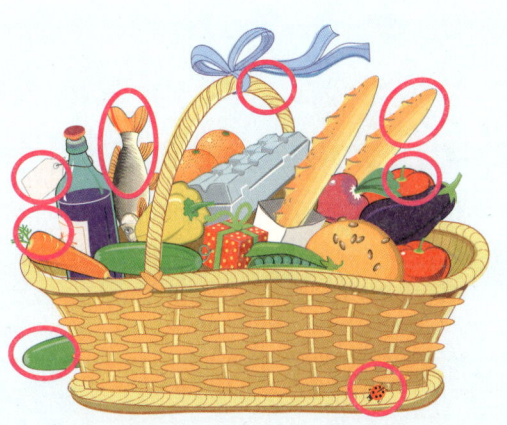

36~37쪽 뇌가 젊어지는 인지력 퀴즈 1·2

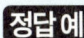 정답 예

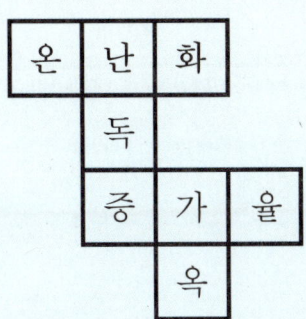

횔	롱	섭	소
푼	대	힐	컹
김	못	나	홍
맙	치	른	무

38~39쪽 뇌가 젊어지는 어휘력 퀴즈 1·2
연세, 디딜방아, 자장면
뒤집혔다, 흐트러졌다

40쪽 ········ 21
정답 예
1) 바위, 바닷가, 바이올린 / 바퀴, 바나나, 바깥소식
2) 사물, 사유서, 사자성어 / 사슬, 사다리, 사미인곡

41쪽 ········ 22
정답 예 징조 ➡ 조도 ➡ 도마뱀 ➡ 뱀장어 ➡ 어항 ➡ 항체 ➡ 체지방 ➡ 방영 ➡ 영구 ➡ 구비문학 ➡ 학자 ➡ 자수성가 ➡ 가가호호 ➡ 호롱불

42~43쪽 ········ 23
1) 야속한   2) 그끄저께   3) 구성진, 접목   4) 그글피   5) 오롯이
6) 글피   7) 성글다   8) 앙잘앙잘   9) 잠식   10) 패소

44~45쪽 ········ 24

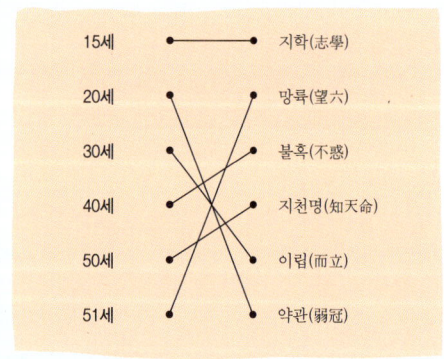
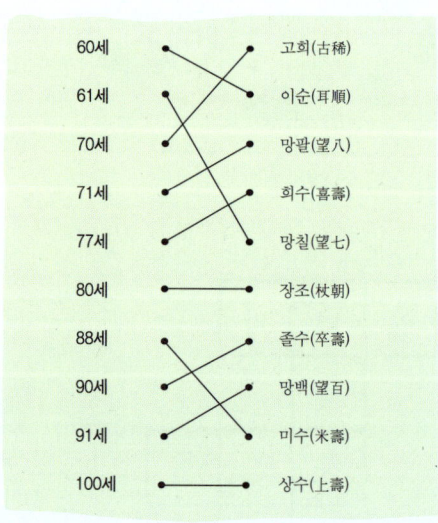

46쪽 ········ 25
정답 예 붉다, 검붉다, 뻘겋다, 새빨갛다, 발그레하다, 불그스름하다

47쪽 ········ 26
1) ☑ 타인의 눈길
2) ☑ 손이 어떻게 생겼는지 봐야 맞는 장갑을 사지.

48쪽 ········ 27
지양 — 지향
묻히다 — 무치다

49쪽 ········ 28
1) ☑ 탕감하기
2)

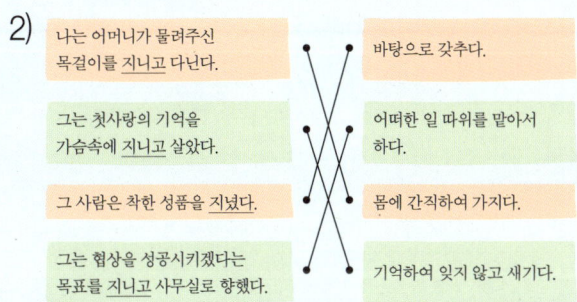

50쪽 ········ 29
1) ☑ 관대
2) ☑ 가결하다 — 가정하다

51쪽 ········ 30
1) 하릴없이
2) 두부 한 단 ('두부 한 모'가 바른 표기다.)

52~53쪽 ········ 31
납부, 면제, 부과, 제정, 완비, 명령, 시행

54쪽 ········ 32
☑ 금일까지 제출 마감 — 오늘까지 제출 마감

55쪽 ········ 33

1) ☑ 내허외식(內虛外飾)
2) ☑ 동병상련(同病相憐)

56쪽 ········ 34

1) 구슬, 보배 / 봄바람
2) ☑ 구운 게도 다리를 떼고 먹는다.

57쪽 ········ 35

정답 예 사랑하다, 화나다, 야속하다, 못마땅하다, 억울하다, 아리송하다, 고소하다, 당황하다, 쌈박하다

58~59쪽 ········ 36

루이14세, 서재필, 바르셀로나, 안동, 가위바위보, 속담

60~61쪽 ········ 37

온도계, 벼, 연기, 한가위, 미소, 미끄럼틀, 이름, 눈덩이, 이별, 얼음, 반딧불

62쪽 ········ 38

☑ 노면이 고르지 못하니 주의하세요. — 전방에 과속방지턱이 있으니 주의하세요.

63쪽 ········ 39

보이스피싱

64~65쪽 ········ 40

1) ☑ 잠시 차를 세우고 도망간다.
2) ☑ 사는 게 지겹다.

66~67쪽 뇌가 젊어지는 집중력 퀴즈 1·2

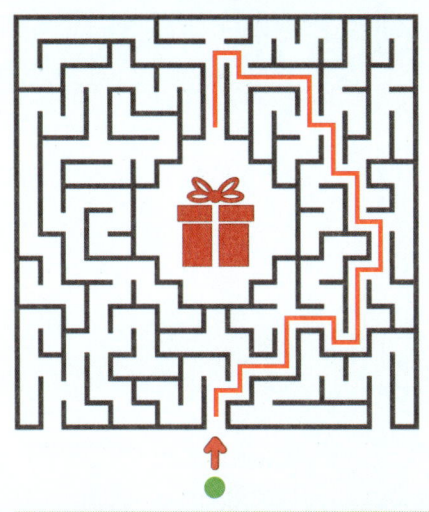
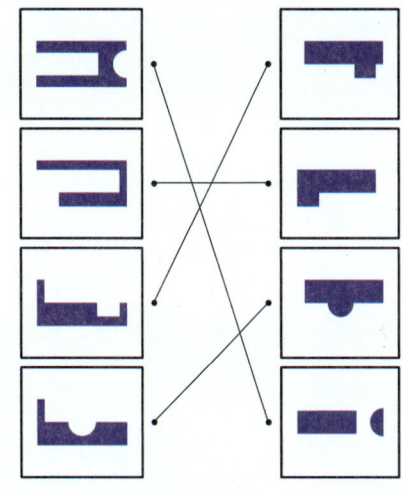

68~69쪽 뇌가 젊어지는 관찰력 퀴즈 1·2

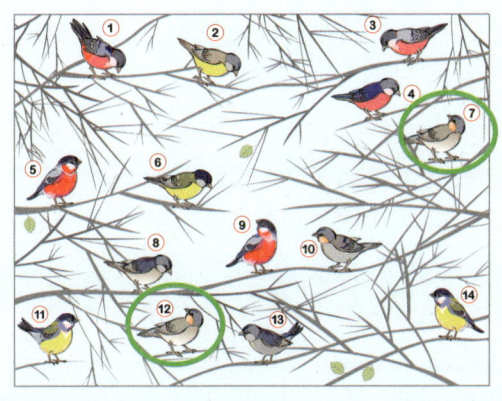
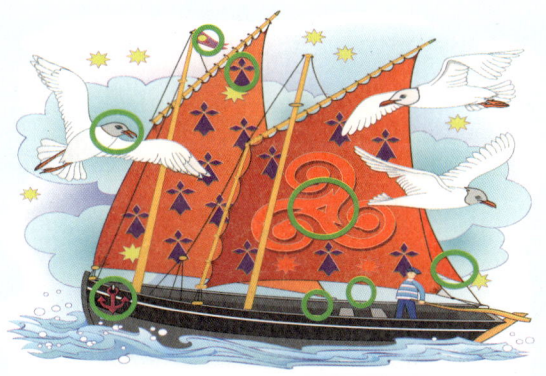

70~71쪽 뇌가 젊어지는 인지력 퀴즈 1·2

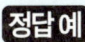 정답 예

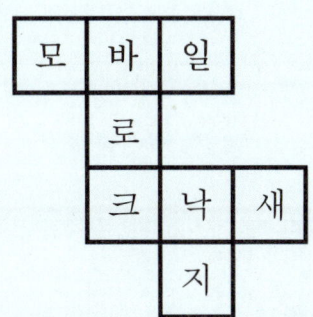

버	컹	승	줄
돼	스	무	꽝
터	고	눈	핑
맙	댑	넌	형

72~73쪽 뇌가 젊어지는 어휘력 퀴즈 1·2
미원, 타자기, 삐삐
치를, 난감

74쪽 ········ 41
정답 예
1) 자율, 자연히, 자격지심 / 자석, 자만심, 자율배식
2) 카드, 카르텔, 카랑카랑 / 카레, 카니발, 카멜레온

75쪽 ········ 42
정답 예 차일피일 ➡ 일가견 ➡ 견갑골 ➡ 골수 ➡ 수능시험 ➡ 험담 ➡ 담합 ➡ 합산 ➡ 산간벽지 ➡ 지역 ➡ 역경 ➡ 경계선 ➡ 선견지명

76~77쪽 ········ 43
1) 가설   2) 상치   3) 은닉   4) 도발   5) 괴발개발
6) 면탈   7) 갹출   8) 발발   9) 부리나케   10) 거북   11) 채취

78~79쪽 ········ 44

쾌유(快癒)	병이나 상처가 깨끗이 낫기를 바랄 때 쓰는 말
기원(祈願)	바라는 일이 이루어지기를 빈다는 뜻
촌지(寸志)	마음이 담긴 작은 선물이라는 뜻
조문(弔問)	남의 죽음을 슬퍼하며 위문한다는 뜻
축성혼(祝成婚)	신랑, 신부의 성스러운 결혼을 축하한다는 뜻
축회갑(祝回甲)	예순 살이 되는 것을 축하한다는 뜻

축영전(祝榮轉)	더 나은 곳으로 가는 것을 축하한다는 뜻
축발전(祝發展)	승승장구하는 것을 축하한다는 뜻
사례(謝禮)	말이나 금품 따위로 고마움을 표현한다는 뜻
부의(賻儀)	초상난 집에 부조를 전할 때 사용하는 말
근조(謹弔)	죽음에 대해 애도한다는 뜻
필승합격(必勝合格)	꼭 합격하길 바란다는 뜻
만수무강(萬壽無疆)	건강하게 오래 살기를 기원한다는 뜻

80쪽 ········· 45

정답 예 노리끼리하다, 노릇노릇하다, 노르스름하다, 노랗다, 누렇다, 샛노랑

81쪽 ········· 46

1) ☑ 어떤 정도나 상태가 더 크거나 심하게 되다
2) ☑ 산을 오르다가 덩굴이 발에 거쳐 넘어졌다.

82쪽 ········· 47

파기하다 — 채택하다
들이밀다 — 당기다

83쪽 ········· 48

1) ☑ 지위

2)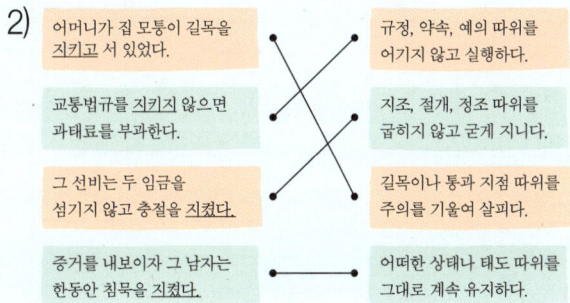

84쪽 ········· 49

1) ☑ 번화
2) ☑ 열등하다 — 열광하다

85쪽 ········· 50

1) ☑ 오랜만에 — 일일이 — 안 — 앉았다
2) 배추 두 개, 한약 한 통 ('배추 두 포기, 한약 한 첩'이 바른 표기다.)

86~87쪽 ········· 51

결정, 공표, 실현, 개편, 추론, 합의, 중화, 단출

88쪽 ········ 52
☑ 이첩하다 — 도와주다 ('이첩하다'는 공문 등을 다른 부서로 다시 보내 알린다는 뜻이다.)

89쪽 ········ 53
1) ☑ 중언부언(重言復言)
2) ☑ 안하무인(眼下無人)

90쪽 ········ 54
1) 가까운, 먼 / 가랑비, 옷
2) ☑ 글 잘 쓰는 사람은 필묵을 탓하지 않는다.

91쪽 ········ 55
정답 예 짜증나다, 불안하다, 분노하다, 답답하다, 어의없다, 슬프다, 벅차다, 상쾌하다, 초조하다

92~93쪽 ········ 56
온천, 좀비, 마천루, 밑땅, 구글, 지하철

94~95쪽 ········ 57
소문, 공기, 다이아몬드, 소금, 나이, 거짓말, 낙하산, 밥주걱, 이불, 걱정거리

96쪽 ········ 58
☑ 응, 그래. / ☑ 고마워. / ☑ 안녕. / ☑ 사랑해.

97쪽 ········ 59
☑ A가 말한 '사견'의 뜻을 B가 오해했다. ('사견'은 개인의 생각이나 의견을 말한다.)

98~99쪽 ········ 60
1) ☑ 노인이 에어로빅을 한다.
2) ☑ 물고기들이 물속에서 자유롭게 헤엄치고 있다.

100~101쪽 뇌가 젊어지는 집중력 퀴즈 1·2

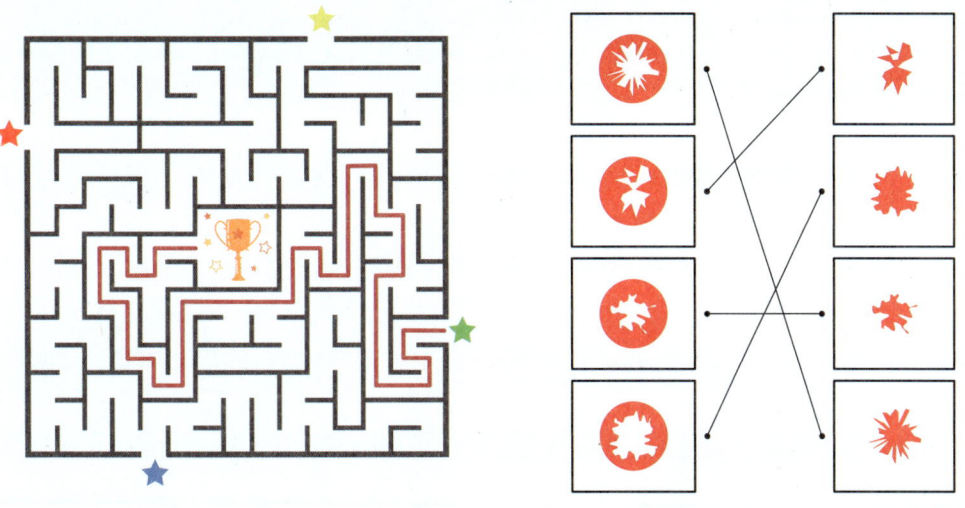

102~103쪽 뇌가 젊어지는 관찰력 퀴즈 1·2

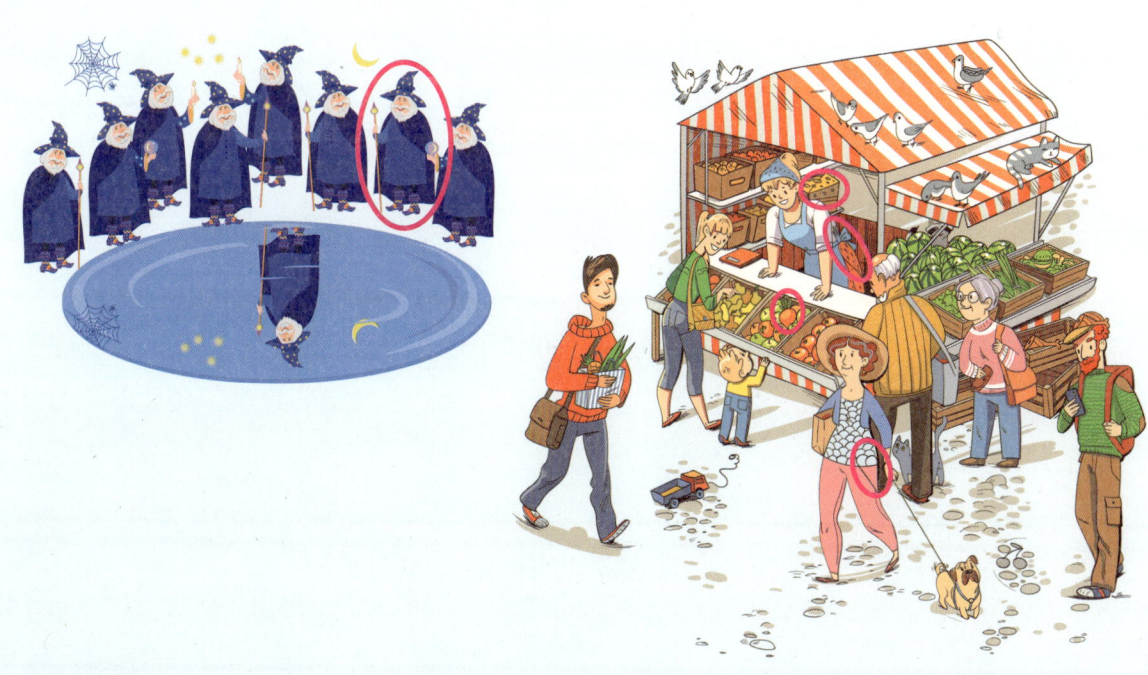

104~105쪽 뇌가 젊어지는 인지력 퀴즈 1·2

정답 예

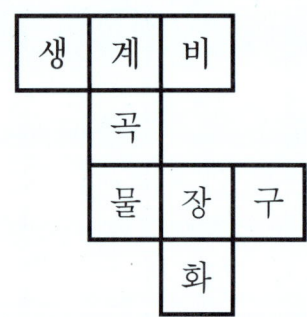

육	교	승	좔
터	졸	막	꽝
푸	많	터	핑
맙	담	넌	널

106~107쪽 뇌가 젊어지는 어휘력 퀴즈 1·2

두더지게임, 종이인형

새하얘졌다, 꼼꼼히

108쪽 ········ 61

정답 예

1) 타성, 타동사, 타고나다 / 타투, 타자기, 타산지석
2) 하품, 하여튼, 하늬바람 / 하강, 하절기, 하지정맥

109쪽 ········ 62

정답 예 딸꾹질 ➡ 질의응답 ➡ 답례품 ➡ 품앗이 ➡ 이모작 ➡ 작곡법 ➡ 법치주의 ➡ 의료기관 ➡ 관다발 ➡ 발아현미

110~111쪽 ········ 63

1) 매개   2) 유년   3) 고의   4) 여가   5) 대면
6) 각오   7) 자제   8) 일쑤   9) 선호   10) 검색   11) 폐지

112~113쪽 ········ 64

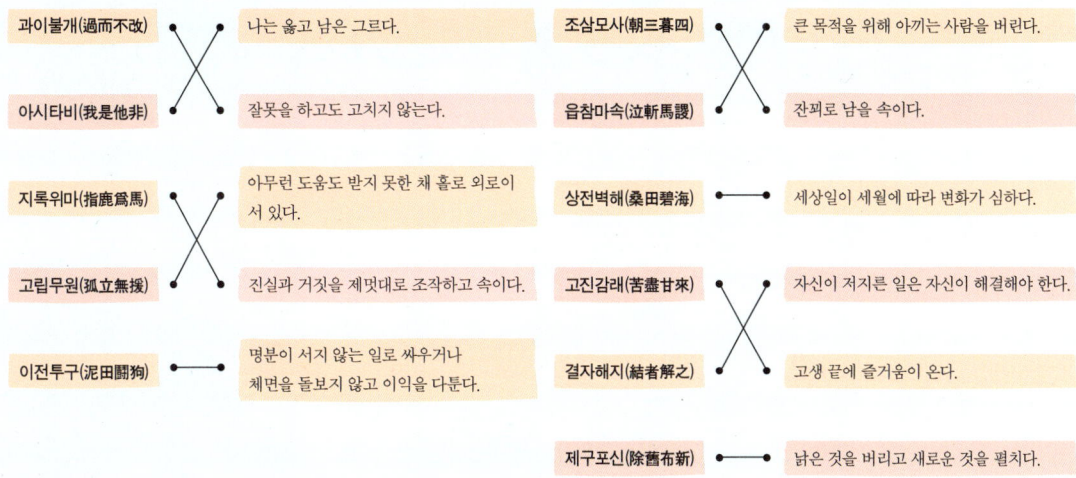

114쪽 ········ 65

정답 예 푸르다, 파랗다, 시퍼렇다, 새파랗다, 푸르스름하다, 검푸르다

115쪽 ········ 66

1) ☑ 생각하고 판단하는 능력
2) ☑ 이 일은 절대 포기 못해. 그냥 내지를 거야.

116쪽 ········ 67

시치미 — 수세미

흠칫 — 우쭐

117쪽 ········ 68

1) ☑ 분명

2)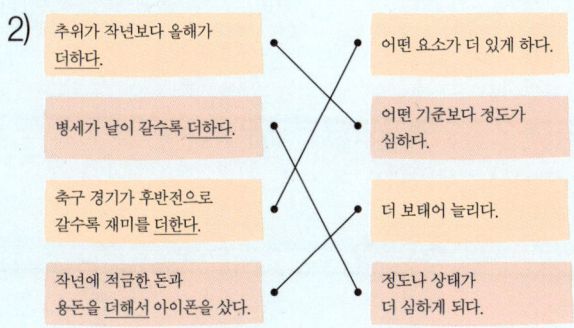

155

118쪽 ········ 69
1) ☑ 반대
2) ☑ 묶이다 — 맥이다

119쪽 ········ 70
1) ☑ 뇌졸중 — 깨끗이 — 낫게 — 내로라
2) 벼 백 개('벼 백 섬'이 바른 표기다.)

120~121쪽 ········ 71
신용, 바탕, 공존, 웬만한, 유도, 유발, 기대, 어려운

122쪽 ········ 72
☑ 면탈하다 — 바꾸다 ('면탈하다'는 죄를 벗는다는 뜻이다.)

123쪽 ········ 73
1) ☑ 작심삼일(作心三日)
2) ☑ 고진감래(苦盡甘來)

124쪽 ········ 74
1) 도토리 / 목마른, 우물
2) ☑ 자다가 봉창 두드린다.

125쪽 ········ 75
정답 예 귀찮다, 따분하다, 불편하다, 켕기다, 살맛 나다, 암담하다, 미심쩍다, 설레다, 맥빠지다

126~127쪽 ········ 76
챗봇, 혈액형, 오존, 갱년기, 마그네슘, 빅뱅이론

128~129쪽 ········ **77**

그물, 파리, 헐레벌떡, 눈깜짝할새, 번개, 연필, 칠레, 하이파이브, 나물, 걸레

130쪽 ········ **78**

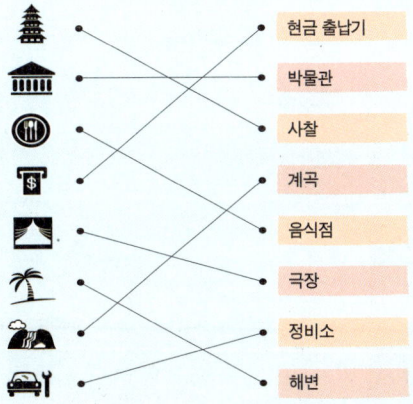

131쪽 ········ **79**

☑ 검둥이는 '흑형'으로 고쳐야 한다.
→ 왜냐하면 검둥이는 흑인을 낮잡아 이르는 말이기 때문에 '형'이라는 말을 붙여 존중해야 한다.

132~133쪽 ········ **80**

1) ☑ 그림자는 남자의 내면이 투영된 존재다.
2) ☑ 과반수 이상이 정책을 찬성했다.

134~135쪽 **뇌가 젊어지는 집중력 퀴즈 1·2**

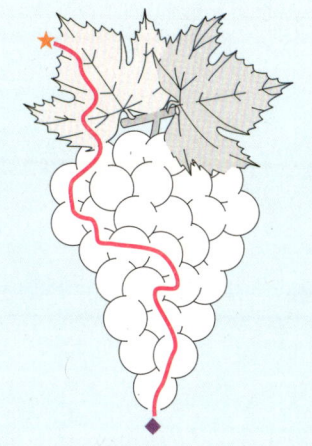

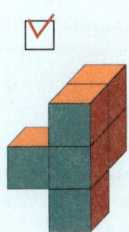

136~137쪽 뇌가 젊어지는 관찰력 퀴즈 1·2

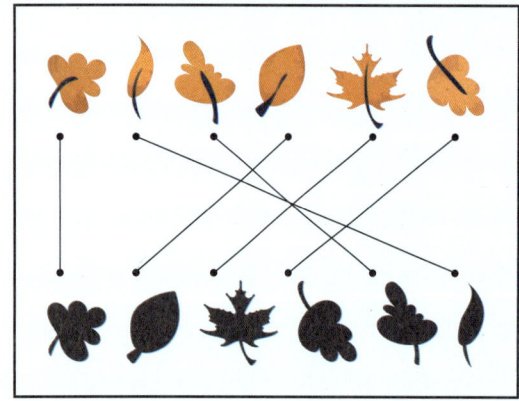

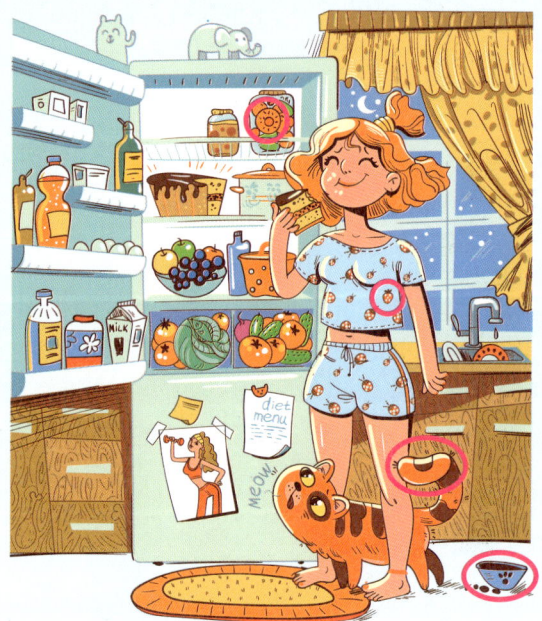

138~139쪽 뇌가 젊어지는 인지력 퀴즈 1·2

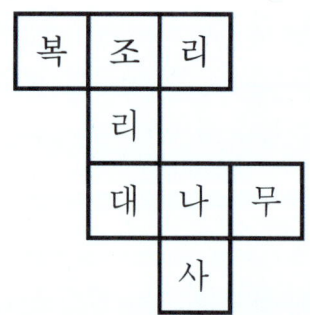

140~141쪽 뇌가 젊어지는 어휘력 퀴즈 1·2

나팔바지, 카세트, 우표
꼿꼿하게, 오랜만에

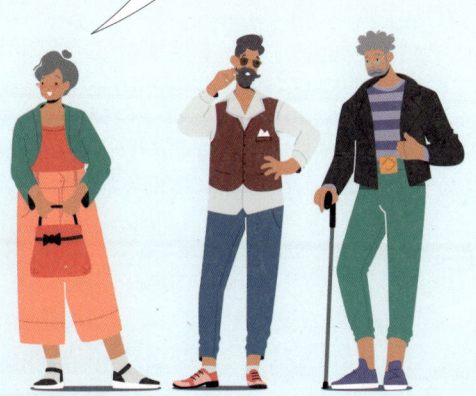

어른을 위한 취미 교실 - 시니어 퀴즈북
뇌가 젊어지는 문해력 퀴즈

1판 1쇄 발행 2023년 4월 10일
1판 2쇄 발행 2024년 11월 15일

———

지은이 HRS 학습센터

———

펴낸이 김은중
편집 허선영 디자인 김순수
펴낸곳 가위바위보
출판 등록 2020년 11월 17일 제 2020-000316호
주소 경기도 부천시 소향로 25, 511호 (우편번호 14544)
팩스 02-6008-5011 전자우편 gbbbooks@naver.com
네이버블로그 gbbbooks 인스타그램 gbbbooks 페이스북 gbbbooks X(트위터) gbb_books

———

ISBN 979-11-92156-20-0 14690
ISBN 979-11-92156-18-7 14690(세트)

* 책값은 뒤표지에 있습니다.
* 이 책의 내용을 사용하려면 반드시 저작권자와 출판사의 동의를 얻어야 합니다.
* 잘못된 책은 구입처에서 바꿔 드립니다.

가위바위보 출판사는 나답게 만드는 책, 그리고 다함께 즐기는 책을 만듭니다.